「救命蔬菜湯」

防疫抗癌不生病

抗癌專家
哈佛名醫
髙橋 弘

三悅文化

前言

日本人中，每兩人就有一人罹癌，每三人就有一人死於癌症！

被書名吸引而將本書拿在手上的人，想必很注重健康，尤其對「癌症」心生恐懼吧。

我不是恐嚇各位，癌症是一種人人都有可能罹患的疾病。

高居日本人死因之冠的，就是癌症。

這是一個鐵錚錚的事實。

一九八一年起，癌症成為日本人的死因榜首，目前，每兩人中，有一人一生中罹患過一次癌症，每三人就有一人因癌症死亡。

我們的體內，每天約產生五千個「癌細胞的芽」。

由於基因突變，這些芽變成了「癌細胞」。

一個癌細胞長到會威脅生命的「癌症」為止，大約要九年時間。換句話說，即便自以為「很健康」，仍有可能因癌芽慢慢長大而罹癌。

我專攻癌症的免疫療法與肝炎，在美國哈佛大學做過研究，目前在東京的麻布開設醫院。

很多癌症及肝炎患者來我的門診，向我徵詢第二意見，我都會特別強調「要透過飲食來預防及治療疾病」。

致癌原因有35％出在飲食生活。

不讓癌芽發育長大成癌組織，一個重要的關鍵就是日常飲食。

吃什麼和怎麼吃，會左右我們的健康與人生，這種說法一點都不為過。

為了維持健康，打造抗癌體質，希望大家務必試試以我多年研究經驗而開發出來的蔬菜湯。

中高年人因代謝症候群而罹癌風險高？

你是不是到了中高年，就開始「挺出一個大肚子」呢？

而且，健康檢查時，被醫師提醒：「你的內臟脂肪過多，血糖值偏高喔。」、「你算是糖尿病的『預備軍』喔。」

肯定嚇一跳吧！這時候你得注意了！

為什麼？因為有可能在不知不覺間，罹癌風險變高了。

「內臟脂肪和血糖值跟癌症才沒有關係！」

或許你這麼以為。

但是，根據日本厚生勞動省二〇〇六年的調查，罹患第二型糖尿病（體質上容易罹患糖尿病的人，因肥胖、運動不足而發病。以中高年人居多）的人，男性的罹癌率升高至一．二七倍，女性則是一．二一倍。

尤其罹患肝癌、胰臟癌的機率相當高。

此外，也有研究顯示，第二型糖尿病患者容易罹患大腸癌，尤其以女性來說，罹患率是健康者的二倍以上。

至於癌症與糖尿病的關係，我會在第二章說明，基本上，高濃度的胰島素是促進癌芽長大成癌組織的要因。

美國有研究論文指出，血中胰島素濃度高的人容易罹患胰臟癌。

並非「我沒有糖尿病就沒問題！」

糖尿病預備軍和糖尿病患者一樣，都是罹癌的高風險群。

第二型糖尿病的原因是肥胖、飲食生活不正常、運動不足、壓力等。到了中高年，要定期運動很辛苦，但改變飲食就比運動簡單多了。「救命蔬菜湯」對糖尿病等生活習慣病相當有效。這個蔬菜湯能夠預防、改善內臟脂肪的囤積與代謝症候群，也就能夠降低罹癌風險了。

日本人之所以無法降低罹癌率，原因就是蔬菜食用量不足！

各位每天都吃多少蔬菜呢？

以上班族來說，早餐吃吐司加咖啡，中餐吃定食或丼物，晚餐則是邊喝酒邊配小菜，這樣的話，一天吃到的蔬菜量真是少得可憐。

而日本政府設定的目標是，每人每天的蔬菜攝取量應為三百五十公克以上。我在美國做研究時，親眼見到美國人飲食生活的戲劇性變化，以及變化後產生的效果。

一九七〇年代，生活習慣病在美國蔓延開來，於是，美國人啟動因應對策，減少鹽分、糖、飽和脂肪酸（動物性脂質，攝取過量會增加中性脂肪及膽固醇），並增加蔬菜攝取量。

於是，在大家養成多吃蔬菜的習慣後，美國人的罹癌率及癌症死亡率下降了。或許你不敢置信，以目前來說，美國人的蔬菜攝取量已經超過日本人了。而日本人的蔬菜攝取量則是每年都在標準值以下。

許多先進國家，他們的罹癌者及癌症死亡率處於持平狀態或是逐漸下降中，但在日本，罹癌者並未減少。

一般認為，這與蔬菜的攝取量有關。

要預防癌症，就要重視飲食生活，特別是多攝取蔬菜。

「救命蔬菜湯」可以預防癌症及生活習慣病

請容我再呼籲一次，請大家務必試試我所研發的「救命蔬菜湯」。

高麗菜、胡蘿蔔、洋蔥、南瓜。

用這四種常見蔬菜煮成的「救命蔬菜湯」中，含有大量可預防癌症及生活習慣病的有效成分「植化素」（Phytochemical）。

而且，一日所需的蔬菜攝取量自不在話下，還能攝取到一日所需的維生素A、C、E，還能攝取到一日所需的膳食纖維、鉀（半量）。

材料及調理方式都很簡單，也可做成冰箱常備菜，隨時想吃就吃。

如果沒時間吃早餐，可以喝一杯蔬菜湯（汁）代替咖啡，晚餐時，請先吃一碗蔬菜湯，或者只吃蔬菜湯也行。

吃生菜的話，由於蔬菜中的抗癌有效成分「植化素」所具有的「抗氧化力」難以發揮出來，但烹煮可以提升它的效果。

與其吃生菜沙拉，攝取有效成分豐富的蔬菜湯，才具有預防癌症及生活習慣病的功效。

喝蔬菜湯可以自然瘦身，也能讓血管恢復年輕

許多癌症患者的家屬問我「該吃什麼好？」，促使我研發出這個「救命

蔬菜湯」。

後來，我聽到許多與患者一起吃蔬菜湯的家人對我報佳音，例如有人變瘦了，有人血壓下降了，有人糖尿病改善了等等。

其實，我已經持續吃這種蔬菜湯超過十年了，比起沒吃之前，體重減輕了十公斤，血管年齡也比實際年齡年輕二十歲，維持在四十八歲左右。

我的醫院也有開設減重門診，指導大家利用蔬菜湯來減重。

我們的減重門診會指導大家飲食的順序，這個方法已經幫助很多人減重成功了。「救命蔬菜湯」除了可防癌，還具有各種健康功效。

還有什麼東西像蔬菜湯這樣一年四季隨時可取得，而且效果如此驚人呢？

一天一碗，只喝湯也OK！

我建議大家早晚各吃一碗「救命蔬菜湯」，也就是一天兩碗。

如果有困難，那麼早餐或晚餐吃也ＯＫ。

我的患者中，有人利用早餐吃一碗蔬菜湯，體重就減輕了三公斤，三至四個月後，脂肪肝的情形也改善了。

最好連燉煮的蔬菜也一起吃，但只喝湯也無妨。

蔬菜的有效成分經過一定時間的烹煮，會大量溶解於湯汁中而更容易吸收。到這裡，我快馬加鞭地說明了「救命蔬菜湯」，不知勾起各位的興趣了嗎？如果你不想為健康問題煩惱，想要精力充沛地活下去，請務必參考本書，嘗試我大力推薦的「救命蔬菜湯」。

這種湯，肯定會成為你預防癌症及維持健康的最佳夥伴。

那麼接下來，我就具體介紹蔬菜湯的調理方式及其功效吧。

目錄

前言

第一章

免疫力提升！血管更年輕！具抗癌功效的「救命蔬菜湯」做法

第二章

用「救命蔬菜湯」來拒絕癌症上身！

第三章

因「救命蔬菜湯」而體質改善了！培養出不易罹癌體質的體驗談

第四章

「救命蔬菜湯」的力量太神奇！不僅能夠防癌，還能遠離一切生活習慣病！

第五章

這是關鍵中的關鍵！養成可防癌的健康生活習慣！

第一章

免疫力提升！血管更年輕！具抗癌功效的「救命蔬菜湯」做法

請先學會「救命蔬菜湯」的調理方法。
只要將四種蔬菜切成一口大小，
放入冷水中燉煮即可，非常簡單。
本章還會詳細介紹食用方法及保存方法。
請務必養成每天攝取的好習慣。

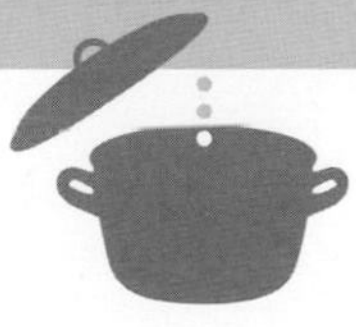

「救命蔬菜湯」
只要將四種蔬菜
放進冷水中燉煮即可！

材料與準備工作

蔬菜加水而已！

合計 400g 的蔬菜加上
約 1ℓ 的水就OK了！

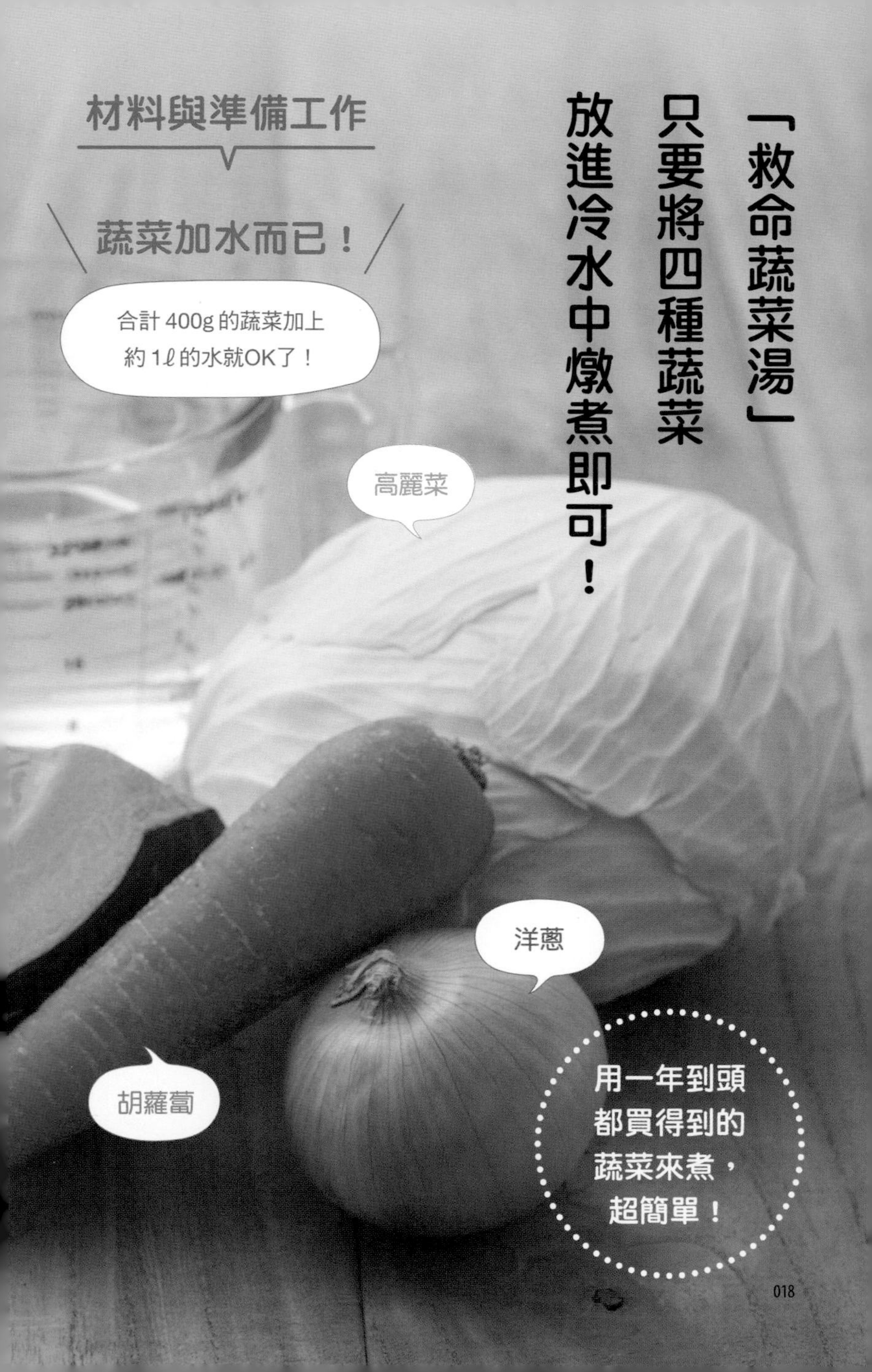

用一年到頭
都買得到的
蔬菜來煮，
超簡單！

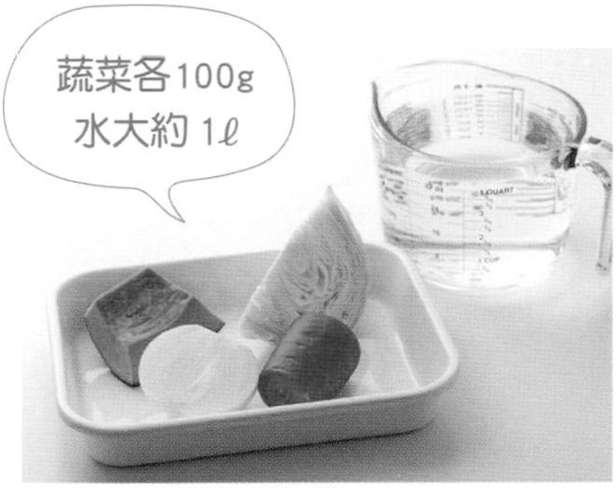

蔬菜用一般超市販售的產品即可，但如果你家附近有賣有機蔬菜的店家，使用有機蔬菜更好。

＼將蔬菜切成一口大小！／

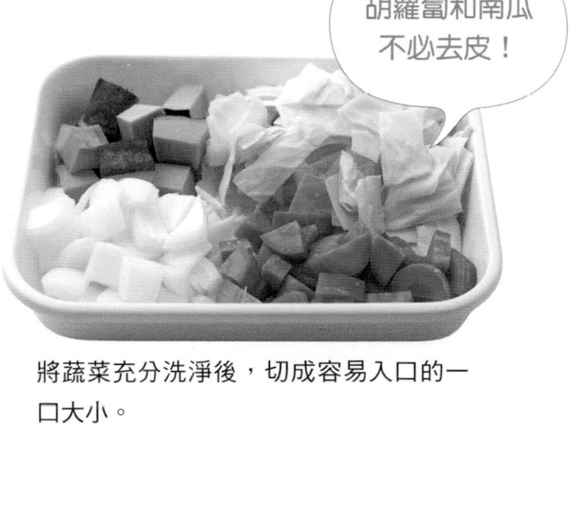

將蔬菜充分洗淨後，切成容易入口的一口大小。

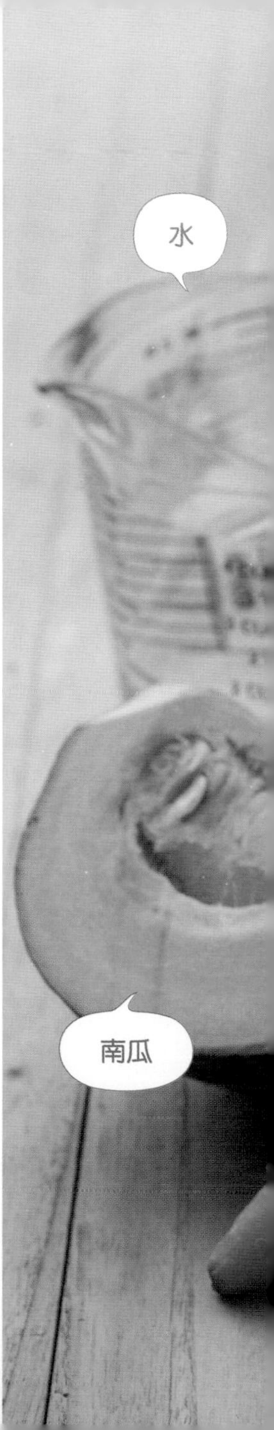

作法

用琺瑯鍋最好！

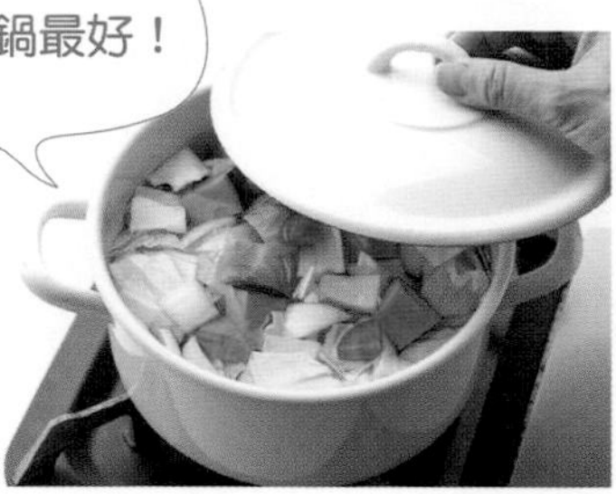

將水和蔬菜一起入鍋。如果有可以慢慢導熱、鍋蓋能夠蓋緊的琺瑯鍋最好！

務必蓋上鍋蓋
來燉煮！

為了不讓蔬菜的有效成分隨水蒸氣蒸發掉，請確實蓋上鍋蓋再煮。

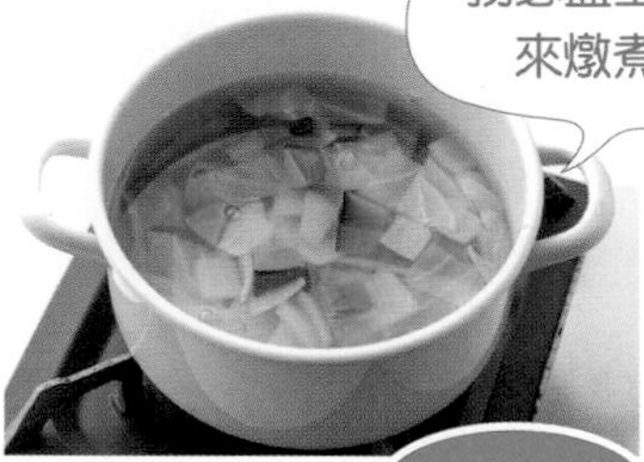

完成！

不必調味
即大功告成！

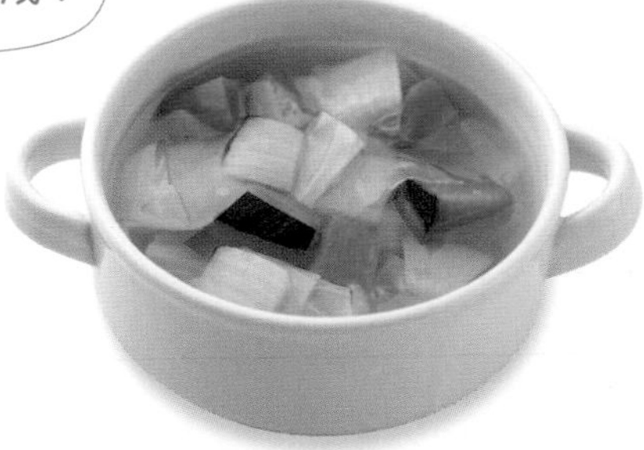

為了吃到蔬菜的原味，我們不使用調味料。如果一開始不習慣，加一點胡椒、香料、咖哩粉也OK。

可抑制血糖值上升，讓內臟機能更活潑！

食用方法

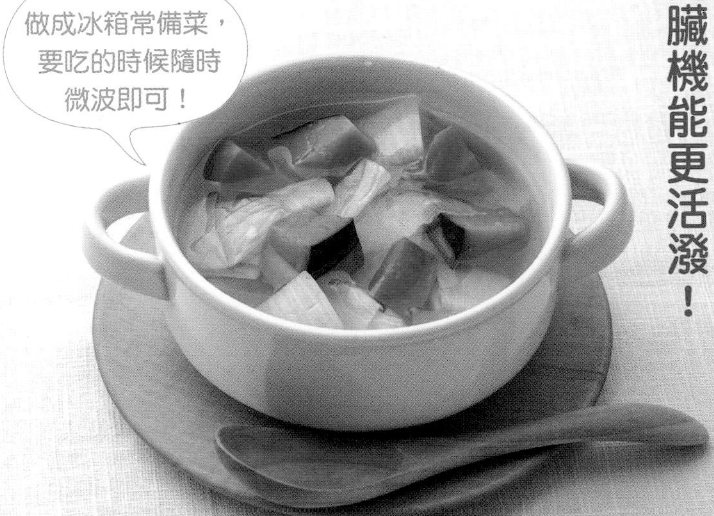

抑制血糖值上升，常保健康！

用餐前先吃蔬菜湯，一天最好吃兩次

在吃其他飯菜時，請先吃或喝蔬菜湯。先攝取蔬菜湯的話，可抑制血糖值上升，也可抑制食欲。

讓內臟機能更活潑！

比固體食物更容易攝取到營養！

用餐前先喝蔬菜湯，可讓小腸及肝臟更活潑！所攝取到的蔬菜有效成分為生菜沙拉的100倍！

沒有食欲時？

光喝湯也OK！

沒有食欲時，或是沒時間吃湯料時，那就喝湯吧。植化素已經大量溶解到湯汁裡了。

讓致癌物質無毒化！四種蔬菜的神奇力量！

高麗菜

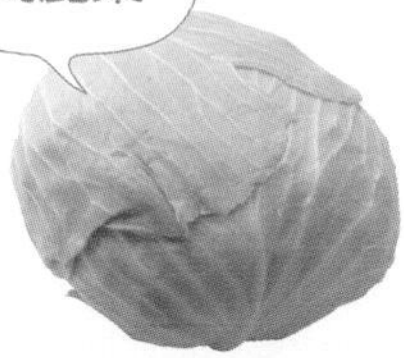

〔內含的植化素〕

異硫氰酸酯（Isothiocyanate）

〔其他〕

膳食纖維、維生素C

神奇力量

1. 增加肝臟的解毒酵素，讓有害物質、致癌物質無毒化。
2. 讓大腸癌細胞、前列腺癌細胞自行滅亡。
3. 調整腸內細菌，促進排便，將有害物質、致癌物質排出去。
4. 促進可攻擊病毒及癌細胞，抑制其增生的干擾素（Interferon）之產生，增強免疫力。

胡蘿蔔

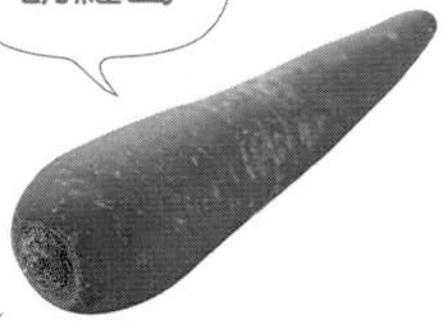

〔內含的植化素〕

α-胡蘿蔔素 β-胡蘿蔔素

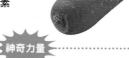

神奇力量

1. 消除會傷害基因的活性氧，預防癌症。
2. 讓NK細胞（自然殺手細胞）和T細胞（淋巴細胞的一種）活性化，提高抗癌的攻擊力。
3. 抑制壞膽固醇氧化，防止動脈硬化。

這麼多功效全集中在蔬菜湯裡！

洋蔥

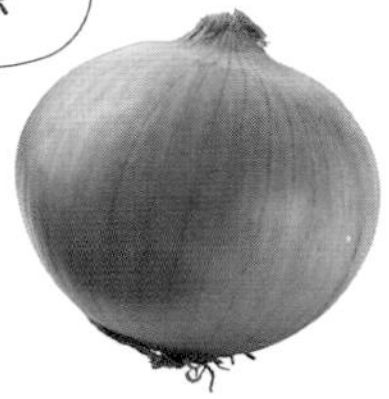

〔內含的植化素〕

異蒜胺酸（Isoalliin）、
槲皮素（Quercetin）

神奇力量

1. 消除會傷害基因的活性氧，預防癌症。
2. 讓血液清澈，預防動脈硬化、心肌梗塞、腦梗塞。
3. 抑制過敏反應、發炎。

南瓜

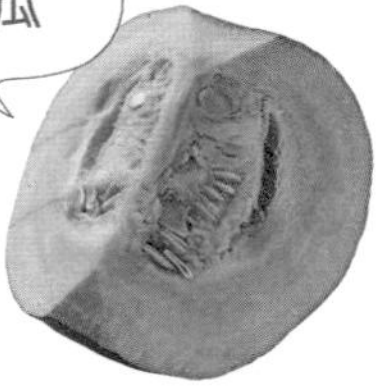

〔內含的植化素〕

β-胡蘿蔔素

〔其他〕

膳食纖維、維生素C、維生素E

神奇力量

1. 消除會傷害基因的活性氧，預防癌症。
2. 讓NK細胞和T細胞活性化，提高抗癌的攻擊力。
3. 抑制壞膽固醇氧化，防止動脈硬化。
4. 促進可攻擊病毒及癌細胞，抑制其增生的干擾素之產生，增強免疫力。
5. 增加腸內糞便量，促進排便，將有害物質、致癌物質排出去。

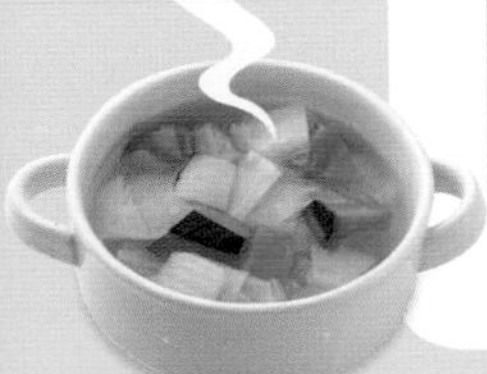

可做成冰箱常備菜！
高齡者、正在接受治療的病患皆適用！
這種蔬菜湯可以修復身體，維持健康！

1

作法超簡單，
不必調味，
因此不會失敗！

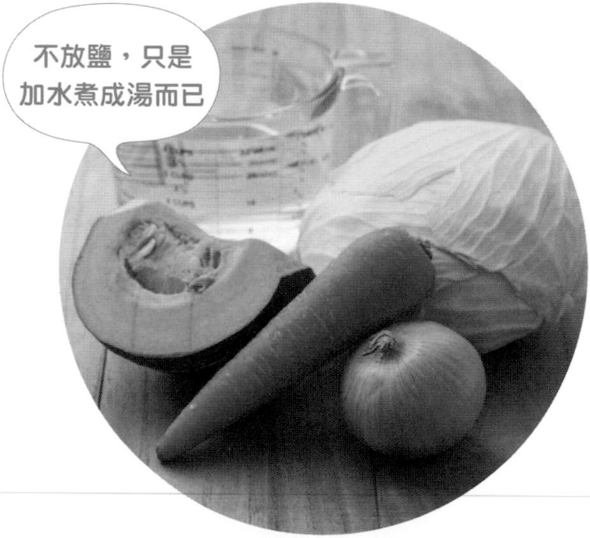

作法超簡單，將切成一口大小的蔬菜用冷水煮二十分鐘即可，不必調味，因此不可能失敗，還能品嚐到蔬菜的原味。

2

可以做成冰箱常備菜!!
冷凍後效果更棒！

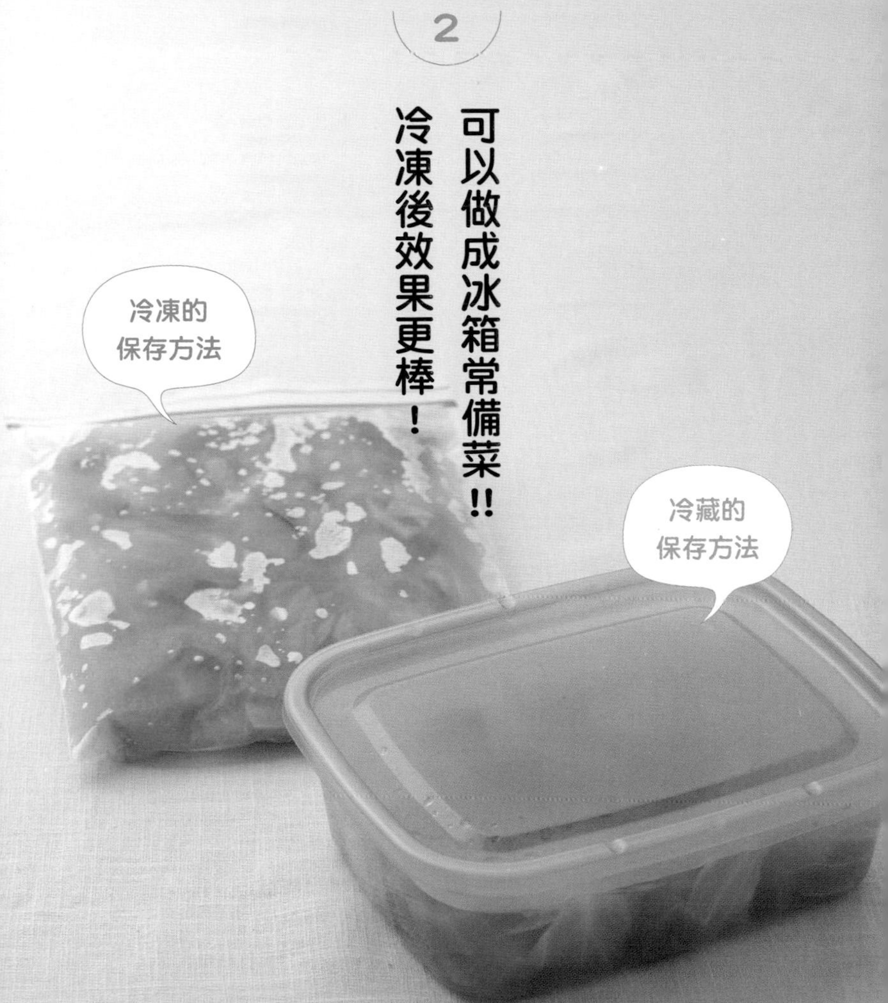

「救命蔬菜湯」不必餐餐都煮，不妨一次做幾餐分，然後保存起來。可以冷藏保存，但更建議冷凍保存。因為冷凍保存會破壞蔬菜的細胞壁，解凍後，有效成分會更容易溶解到湯汁中。

※分裝成各一餐分再冷凍會更方便。可冷凍保存二至三個月。

3

將「救命蔬菜湯」用調理機打成濃湯，身體虛弱的人也很容易吃！

打成濃湯，好處多多！

更容易攝取到蔬菜的營養素、植化素！

推薦給高齡者、正在療養中的人享用！

也可當成寶寶的離乳食！

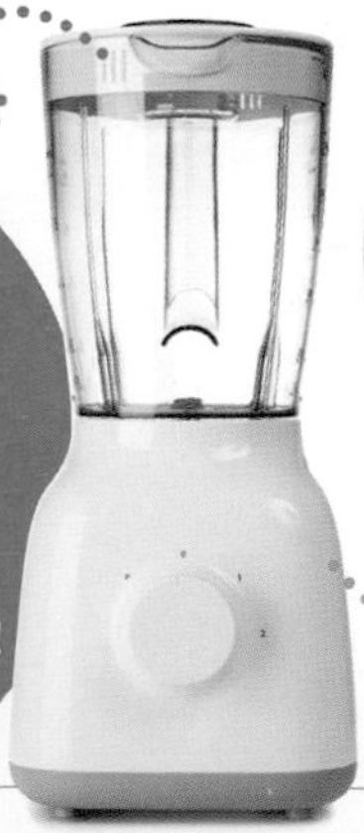

身體虛弱、咀嚼困難、不太能吃固體食物的人都能喝！

作法 ▶ 煮好「救命蔬菜湯」，待稍微散熱後，放進調理機中，打至呈滑順狀態後，再倒入鍋中重新加熱即可。

4

可以防癌的四種能量全在裡面!!

「救命蔬菜湯」

具有抗癌四大力量

1. 消除活性氧（抗氧化力）
2. 排除致癌物質的毒素（排毒作用）
3. 讓免疫細胞活性化，提升免疫力
4. 讓癌細胞自行滅亡，抑制增生

下一頁將有更淺顯易懂的解說！

「救命蔬菜湯」能提升「抗氧化力」、「解毒力」、「免疫力」「抗癌力」

1 抗氧化力

消除會傷害基因及致癌的活性氧。尤其可消除活性氧中毒性最強，會引發基因突變的「氫氧自由基」（Hydroxyl radical）。

具有這項作用的食物

紅酒、洋蔥、胡蘿蔔、咖啡、南瓜、番茄等。

2 解毒力

讓致癌物質無毒化來預防癌症。讓肝臟解毒酵素的基因活性化，就能讓致癌物質無毒化了。

具有這項作用的食物

芹菜、薑黃、綠花椰菜、高麗菜、蘿蔔、山葵、大蒜等。

3 免疫力

增加會攻擊癌組織的免疫細胞來抗癌。讓白血球、淋巴球（NK細胞、T細胞、B細胞〔淋巴細胞的一種〕）、巨噬細胞（Macrophage）、樹突細胞（Dendritic cell）等免疫細胞活性化以提升免疫力。

具有這項作用的食物

生薑、大蒜、胡蘿蔔、蘑菇類、海藻類、香蕉等。

4 抗癌力

透過抑制癌細胞增生、讓癌細胞自行滅亡（細胞凋亡）來抑制癌症。

具有這項作用的食物

能夠抑制癌細胞增生的有大豆、洋蔥、綠茶、紅茶、番茄等。能夠誘導癌細胞自行滅亡的有白菜、高麗菜、山葵、大蒜等。

像這樣，「救命蔬菜湯」中具有防癌效力！

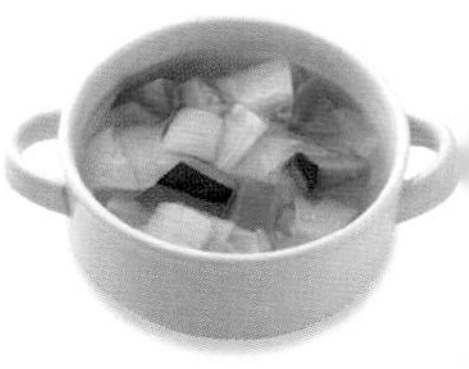

這四種作用，主要是植物製造的「植化素」產生出來的！

什麼是「植化素」？

植化素是植物為保護自己不受紫外線引起的活性氧以及害蟲等的危害，而製造出來的天然機能性成分。九成的植化素存在於蔬菜、水果等植物性食品中，據說超過一萬種。

植化素與我們熟悉的五大營養素不同，一如前面介紹過的，它具有提升免疫力、排毒作用等，剛好可以補足五大營養素所沒有的功能。

大家熟悉的具有植化素的食物

- 多酚（紅酒）
- 茄紅素（番茄）
- 芝麻素（芝麻）
- 異黃酮（大豆）
- β-胡蘿蔔素（胡蘿蔔）……等

➡ 關於「植化素」的詳情，請參考第二章！

參考「計畫性食品」，研發出能夠有效抗癌，並適合日本人的蔬菜湯

什麼是計畫性食品？

美國國立癌症研究所（NCI）在「可透過飲食來預防癌症」這個假設前提下，收集了龐大的流行病學調查資料，然後從中挑選出四十種能夠防癌的有效食品成分。
大蒜、高麗菜、胡蘿蔔、芹菜、洋蔥等大家熟悉的蔬菜，以及柳橙等柑橘類、莓果等水果，都具有高度的防癌功效。

計畫性食品中
含有植化素

四十種計畫性食品中，
有三種是

「救命蔬菜湯」

的材料!!

獲選為計畫性食品的三種蔬菜，加上  **南瓜**！南瓜具有消除會傷害基因的活性氧，讓NK細胞及T細胞活性化，提高對癌細胞攻擊力的作用！

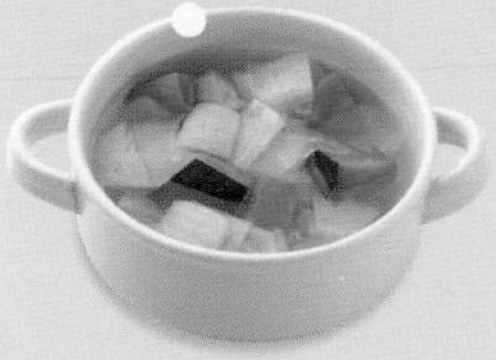

「計畫性食品」清單

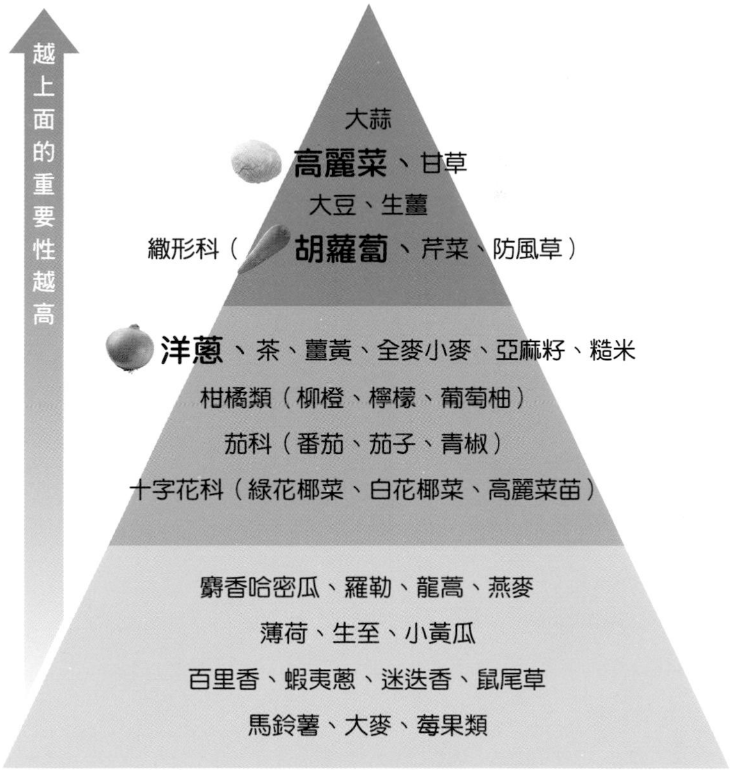

列入「計畫性食品」中的食品，除了能夠防癌，還具備提升免疫力、預防生活習慣病的作用。
同一區塊內並無優先順序。大蒜位居最上面，但並非大蒜最有功效，這點請注意。

因為攝取「計畫性食品」的關係，
美國人的罹癌率及死亡率減少了！

1973～1989年 平均逐年增加 **1.2%**

⬇

1990～1995年的死亡率，平均逐年減少 **0.5%**

五年間減少了2.6%

那麼，開始嘗試利用
「計畫性食品」
蔬菜做成的
「救命蔬菜湯」吧！

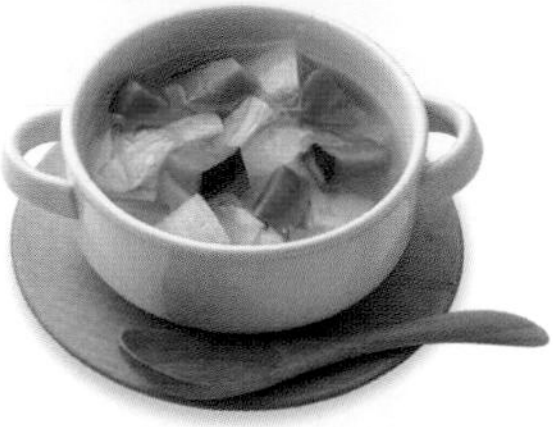

第二章

用「救命蔬菜湯」來拒絕癌症上身！

罹患癌症的案例中，35%問題出在日常飲食習慣

四十年前，美國人已經指出「癌症與飲食的關係」

稍微岔題一下，如果問各位一九六〇年代的美國，各位會如何想像呢？六〇年代後半，我就住在美國，那是美國的輝煌時期。家家戶戶十分寬敞，而且都有大型電器及汽車，同時，那也是漢堡速食店的戰國時代。

當時的美國，軍事力、經濟力皆高居世界第一，但相反地，國民健康卻慘不忍睹。

死因第一名是心臟病，第二名是癌症。

生活習慣病每年奪走大批人命。

有了危機感的政府，任命喬治・麥戈文（George Stanley McGovern）參議院議員為委員長，徹底調查美國人的飲食生活與疾病之關係。

然後，一九七七年，厚達五千頁的「麥戈文報告」指出：

心臟病、癌症、腦中風等疾病是錯誤飲食生活所致，僅靠藥物無法治癒。

改養飲食生活後，可降低20％的癌症、25％的心臟病、50％的糖尿病。

當時美國人的飲食生活，大量攝取以漢堡加可樂為代表的動物性蛋白質、脂肪、砂糖，非常不健康。

而且，精製度低的穀物及根菜類等富含膳食纖維的蔬菜攝取量可說微乎其微。

這篇報告發表後，美國人的罹癌率雖未立即下降，但這樣的結果，讓他們開始萌生健康飲食生活的意識了。

美國的醫學會也開始大幅調整方向，從著重治療轉為重視預防。

你要在不知「癌症與飲食生活有關」的情況下，糊里糊塗地吃到什麼時候呢？

那麼，各位是否在顧及健康的情況下攝取日常飲食呢？

從許多中高齡人士罹患糖尿病、高血壓、血脂異常症（Dyslipidemia）等生活習慣病及癌症的現狀來看，健康飲食的意識應是偏低的。

即便有人說：「我都有在想啊。」但是，例如「不吃點心」、「早上喝蔬菜湯」、「不把拉麵的湯全部喝完」等，我想你並沒有注意自己吃什麼、怎麼吃到這種程度吧。

從美國的「麥戈文報告」，我們知道，不罹患癌症的關鍵，就是注重飲食生活。

癌症發病的原因中，35％是每日飲食生活造成的，原本一般人認定的「抽菸」甚至比飲食生活還低，是30％，肝炎病毒等感染症則是10％。

其他原因還有飲酒、紫外線、自然放射線等地理性因素，以及環境污染、食品添加物等，但比起飲食生活所造成的傷害，算是小巫見大巫。

我想，從這些數字，各位就知道飲食生活有多麼重要了。

各位是不是也會突然意識到自己的飲食生活？

各位每天又是攝取什麼樣的食物呢？

你應該很在意自己常常吃的東西究竟對身體好不好吧。

罹癌的原因

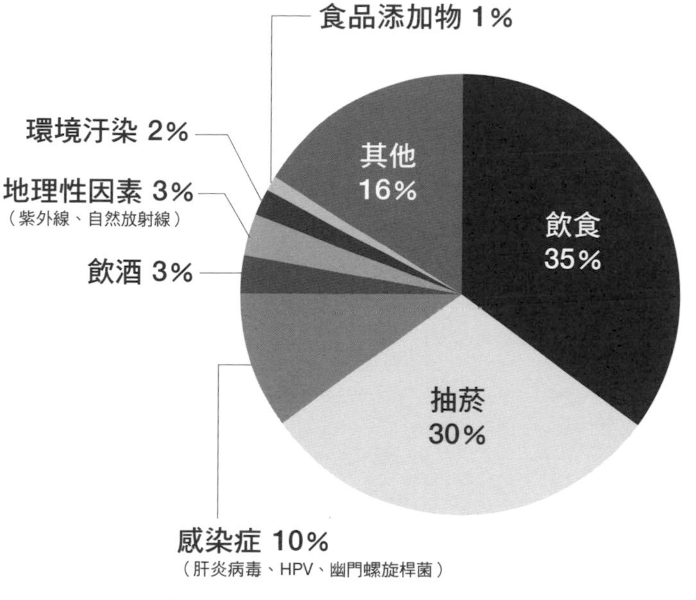

食品添加物 1%
環境汙染 2%
其他
16%
地理性因素 3%
（紫外線、自然放射線）
飲食
35%
飲酒 3%
抽菸
30%
感染症 10%
（肝炎病毒、HPV、幽門螺旋桿菌）

防癌之鑰，
就是一天攝取350g蔬菜！

有效的防癌食物，就是我們熟悉的蔬菜、水果

那麼，到底吃什麼才能預防癌症呢？

關於這項研究，一九九〇年美國開始一項國家計畫，然後發表出一份「計畫性食品清單」。

美國的國立癌症研究所（NCI）假設一個命題：「癌症可以透過飲食來預防？」然後收集了龐大的流行病學調查資料。

最後，選出約四十種有效防癌的食品成分。

說到「防癌」，或許你會想到很特別的食物。

但是，你看看「計畫性食品清單」就知道了，上面都是你我再熟悉不過的食物。

「計畫性食品」清單

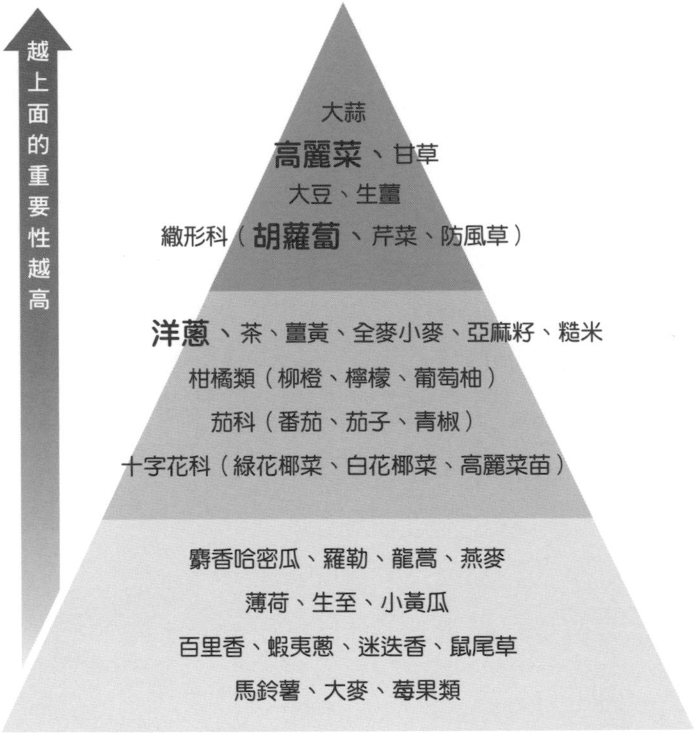

列入「計畫性食品」中的食品，除了能夠防癌，還具備提升免疫力、預防生活習慣病的作用。
同一區塊內並無優先順序。大蒜位居最上面，但並非大蒜最有功效，這點請注意。

大蒜、高麗菜、胡蘿蔔、芹菜、洋蔥等，全是隨處買得到的蔬菜，再加上柳橙等柑橘類、莓果類等水果，全都具有良好的防癌效果。

大家往往認為黃綠色蔬菜比較健康，但結果是淺色蔬菜也有強力的防癌效果。

此外，**實驗已經證明，計畫性食品不僅能夠防癌，還具有提高免疫力、預防生活習慣病的作用。**

計畫性食品發表出來後，美國人的飲食習慣一點一點改變，並且已經看得出國民的狀況有所不同了。

其中一項不同，就是一九九四年時，美國人平均每人的蔬菜消費量已經超過日本。

我們一直有美國人大啖漢堡、牛排等肉食主義的刻板印象，但其實，他們的蔬菜攝取量已經比日本人多了。

而且，罹癌率和死亡率雙雙下降了。

一九七三至一九八九年，每年平均增加1．2%，但一九九〇至一九九五年的死亡率，每年平均減少0．5%。

換句話說，五年間減少了2．6%。

像這樣，計畫性食品發表後，攝取蔬菜、水果才短短十年，美國人便蒙受莫大的恩惠了。

或許有人會懷疑：「蔬菜、水果真有那麼神嗎？」

可是，你看到美國人的改變結果，應該就能感受到蔬菜、水果具有不可思議的力量吧。

接著，我們來看看日本的情況。

根據厚生勞働省二〇一六年的「國民健康、營養調查」，每一名日本人的平均蔬菜攝取量約為276．5g。

國家訂立的蔬菜攝取量目標值是一人350g，因此明顯不夠。

想到美國人罹癌率、死亡率的減少與蔬菜攝取量的增加有關，日本人也必須攝取更多蔬菜才行。

預防癌症、維持健康的金鑰就是「蔬菜」。

請重新檢視你的飲食生活，讓一天的蔬菜攝取量達到350g吧。

蔬菜中的「植化素」可預防癌症

蔬菜和水果中，含有可防癌的植化素

那麼，為什麼蔬菜和水果可以預防癌症呢？

理由是「植化素」。

蔬菜和水果中，含有一種名為「植化素」的防癌成分。

植化素是植物為保護自己不受因紫外線而發生的活性氧、害蟲等的危害而製造出來的成分。

植化素有九成存在於蔬菜、水果等植物性食品中。蔬菜和水果的五顏六色及香氣、苦味及辣味等味道，都是從植化素來的。

植化素是植物製造的天然「機能性成分」，包含我們人類在內的動物都無法製造出來。

關於蔬菜和水果的有效成分，近年來的研究更進步了，已經知道植化素含有十種機能。

〔植化素的機能〕

①消除活性氧的抗氧化作用。
②排除老廢物和有害物質的排毒作用。
③增強免疫力的作用。
④抑制過敏、發炎的作用。
⑤抑制癌症發病的作用。
⑥清澈血液的作用。
⑦預防動脈硬化的作用。

⑧減肥效果。
⑨抗老作用。
⑩紓解壓力的作用。

有一點希望各位記住，植化素並非營養素。

各位知道的「醣類、脂質、蛋白質、維生素、礦物質」五大營養素，是能量來源及構成身體的素材成分。

相對地，植化素則具有五大營養素所不具備的機能。植化素過去在營養學中遭到忽視，但其實它有前述的十種機能，重要性不可小覷。

植化素利用四種力量來預防癌症

那麼，接下來就介紹植化素具有的「抑制癌症的力量」吧。
植化素的抑制作用來自下列四種力量：

①抗氧化力（消除會傷害基因的活性氧，抑制癌症）
②排毒作用（讓致癌物質無毒化來預防癌症）
③提升免疫力作用（增強會攻擊癌症的免疫細胞）
④直接攻擊癌症作用（抑制癌細胞增生＋誘導癌細胞自行滅亡）

第一項「抗氧化力」，意指可消除會傷害基因而成為致癌因素的「活性氧」。我們透過呼吸將氧氣吸入體內，其中約１％會變成具有強烈氧化力的活性氧。

活性氧會讓身體生鏽，造成各種疾病及老化。

活性氧中，毒性最強並能夠引起基因突變而致癌的，就是氫氧自由基（Hydroxyl Radical），然而很遺憾，我們人類不具備將之無毒化的能力。

但是，植化素中的α-胡蘿蔔素、β-胡蘿蔔素、槲皮素、楊梅黃酮（Myricetin）、山柰酚（Kaempferol）、芹菜鹼（Apiin）

這些食品含有可消除氫氧自由基的植化素

胡蘿蔔、南瓜、洋蔥、
紅酒、草莓、蔓越莓、葡萄籽、茶、芹菜、巴西里、綠花椰菜

這些食品含有具排毒作用的植化素

高麗菜、芹菜、薑黃、咖哩粉、綠花椰菜、蘿蔔、山葵、蘆筍

等，都可消除氫氧自由基。

第二項的排毒作用，能夠讓肝臟解毒酵素的基因活性化，讓致癌物質無毒化來預防癌症。

具排毒作用的植化素，如：異硫氰酸酯（Isothiocyanate）、瑟丹內酯（Sedanolide）、薑黃素、蘿蔔硫素（Sulforaphane）、大蒜素（Allicin）、麩胱甘肽（Glutathione）等，皆富含於蔬菜中。

這些食品含有可提高免疫細胞攻擊力作用的植化素

胡蘿蔔、生薑、大蒜、蘑菇類、海藻類、香蕉

這些食品含有可直接攻擊癌症作用的植化素

洋蔥、**高麗菜**、大豆、紅茶、綠茶、西瓜、番茄、羊栖菜、白菜、大蒜

第三項的提升免疫力作用，能讓會攻擊癌症的免疫細胞，如白血球、淋巴球（NK細胞、T細胞、B細胞）、巨噬細胞等活性化，提高抑制癌症的免疫力。

能提高免疫力的植化素有β－胡蘿蔔素、薑油（Gingerol）、大蒜素、β－葡聚糖、褐藻醣膠（Fucoidan）等。

最後，第四項直接攻擊癌症作用的能力，能夠抑制癌細胞增生、讓癌細胞本身自行滅亡（細胞凋亡）。

具有這種能力的植化素有槲皮素、異硫氰酸酯、異黃酮、茄紅素、大蒜素等。

像這樣，各種植化素都具有防癌功效，而且大多存在於我們熟悉的蔬菜中。

「救命蔬菜湯」

可增加43%的白血球！

「救命蔬菜湯」的素材中，含有植化素

一九九〇年代「計畫性食品」發表時，正在哈佛大學研究癌症免疫療法的我，對植化素很感興趣，於是開創了「免疫營養學」這個新研究領域。

然後，我從長年研究的免疫營養學觀點，開始思考使用何種食材、以何種調理方式，能夠預防及改善癌症。

於是，在考量癌症患者的飲食生活後，我研發出「救命蔬菜湯」。

「救命蔬菜湯」所使用的四種食材，高麗菜、胡蘿蔔、洋蔥、南瓜，裡面分別含有各種植化素。

【高麗菜】

◎異硫氰酸酯

可以解毒致癌物質，預防癌症。

誘導大腸癌、前列腺癌等的癌細胞自行滅亡（細胞凋亡）。

【胡蘿蔔】

◎α－胡蘿蔔素

利用抗氧化作用來預防癌症。

尤其，有報告指出，多攝取α－胡蘿蔔素，能夠降低罹患肺癌的風險。

◎β－胡蘿蔔素

消除活性氧，預防癌症。

讓免疫細胞活性化。

【洋蔥】

◎異蒜胺酸

利用抗氧化作用來預防癌症。

◎槲皮素

利用抗氧化作用來預防癌症。

抑制癌細胞增生。

【南瓜】

◎β－胡蘿蔔素

和胡蘿蔔一樣，利用β－胡蘿蔔素的抗氧化作用來預防癌症。

讓免疫細胞活性化。

像這樣，「救命蔬菜湯」所使用的四種蔬菜中，都含有可預防癌症的植化素。

而且，這些全是我們隨時可入手的常見蔬菜。

再說，「救命蔬菜湯」中含有我們一日所需分量的各種營養素，例如可提高免疫力的維生素A、C、E等強力抗氧化物質。

還含有可促進腸道功能，具有解毒作用的膳食纖維，含量大約是一日所需分量的一半。

用可立即入手的「救命蔬菜湯」來消除罹癌恐懼

相信各位已經明白，「救命蔬菜湯」雖然只用四種蔬菜加水烹煮，非常簡單，但湯中含有滿滿的防癌必需物質。

在罹癌者眾多的這個時代，說我們時時刻刻都活在「搞不好是癌症」的恐懼中，一點都不為過。

但是，至今仍找不到專為預防癌症的特效藥。要預防癌症，就必須重新檢視生活習慣，特別是每日的飲食。健康不是一時努力就可得手的。

為了維持健康，必須每天持之以恆地進行有效的防癌對策。

「救命蔬菜湯」的作法很簡單，而且是用隨時可入手的常見蔬菜做成的。

請今天起就將蔬菜湯端上桌，維持各位及家人的健康吧。

可將癌症患者的免疫力提高43％

同樣都是人，有人卻會罹癌，有人不會。

那麼，你認為差別在哪裡？

差別就在「免疫力」。免疫力決定癌症會不會找上門。

我們人類的身體有一套免疫網路作業系統，巨噬細胞、NK細胞等部隊會隨時在體內巡邏，查看是否有癌細胞等異物，一旦發現便會展開攻擊，將之排除。

若是出現光靠這些巡邏部隊不足以應付的狠角色時，「殺手T細胞」（Killer T Cell）這種免疫細胞、淋巴球所釋放出來「細胞激素」（Cytokine）這種特殊蛋白質就會和癌細胞戰鬥。

此外，擔任免疫機能的白血球一旦數量減少，活動力低下，免疫力便會下降，癌症的惡勢力就變強了。換句話說，保持免疫力才能對抗癌細胞。

我在許多癌症患者的協助下，調查攝取「救命蔬菜湯」的植化素後，血液中的白血球數量會如何變化。

我讓因抗癌劑的副作用而白血球數量減少的六名患者，一天喝三次，每次200ml的「救命蔬菜湯」。

二週後，調查白血球的數量，比較喝湯前與喝湯後的變化。

結果超乎想像。**居然所有人的白血球都增加了，平均增加43%。**

從這件事即可證明，攝取「救命蔬菜湯」能夠提升免疫力。

攝取「救命蔬菜湯」後的白血球變化

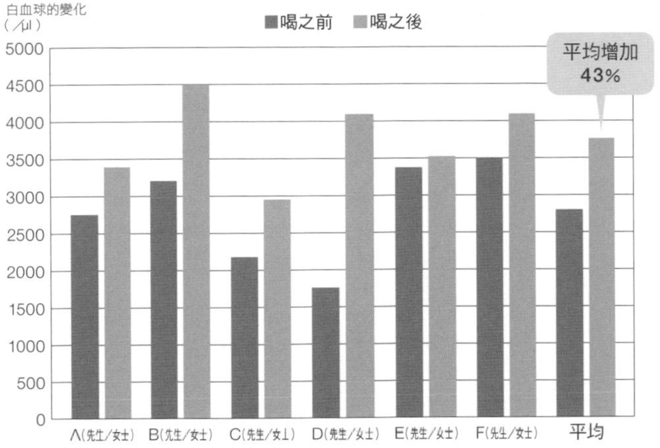

用餐時先喝蔬菜湯，
既可抑制血糖上升，
又可擊退內臟脂肪！

燉煮成湯是一大重點

我想一定有人認為，不要煮湯，直接每天吃含植化素成分的生菜沙拉比較簡單。

這樣的確省事。

不過，吃生菜的話，無法有效攝取到植化素。

植物的細胞被細胞壁包圍住，裡面才有植化素。

細胞壁由堅硬的纖維素所構成，用菜刀、用人體的消化酵素，都不足以破壞它。

蔬菜經過水煮，抗氧化力更高

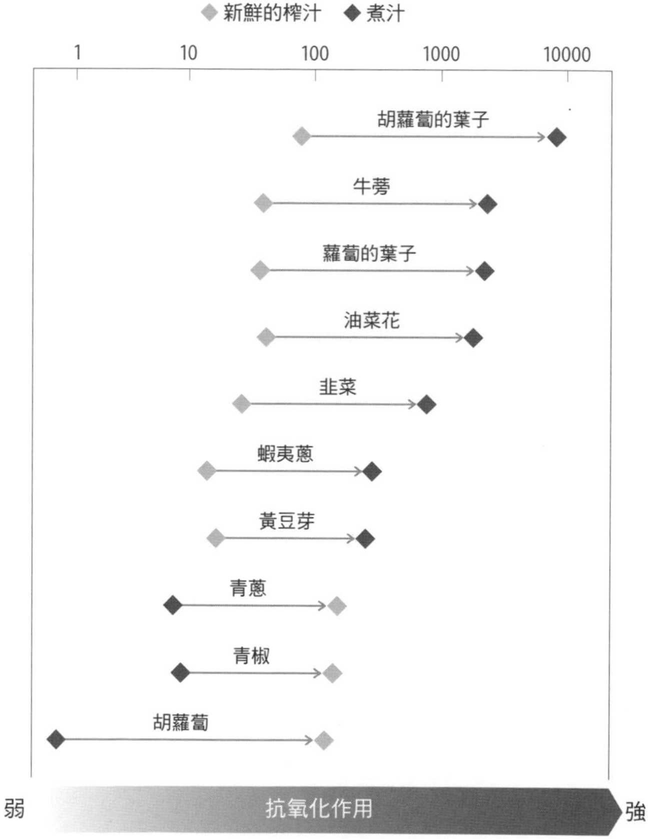

（摘自熊本大學醫學部微生物學教室 前田浩教授等人的資料）

因此，吃再多的生菜，都無法有效吸收植化素。

但是，有一種方法可輕易地破壞細胞壁。

那就是：加熱。

要煮湯，就要加熱一段時間，於是蔬菜的細胞壁會遭到破壞，八至九成的植化素會從細胞溶解出來，更容易被人體吸收。

植化素很耐熱，加熱也不會被破壞，效果不變。

換句話說，同樣是蔬菜，吃法錯誤，有效成分便不能有效發揮出來。

為了能充分攝取到蔬菜中的植化素，我可是經過不斷地研究調理方法，才開發出這個「救命蔬菜湯」。

用餐時先喝蔬菜湯，
可以瘦身並降低罹癌風險

到這裡，相信各位已經明白「救命蔬菜湯」的神奇功效了。

那麼，在開始攝取「救命蔬菜湯」時，有一件事情希望各位注意。

那就是，必須在用餐的一開始就吃或喝蔬菜湯。

為什麼要在「一開始」的時候呢？

原因之一是，先喝溫熱的湯汁，「攝食產熱效應」（DIT）會上升，身體溫暖而消耗能量，代謝提升，自然就容易瘦了。

另一個原因是，先攝取蔬菜湯，血糖值就不易上升，可抑制胰島素（肥胖荷爾蒙）分泌。

於是，身體便能維持在不囤積內臟脂肪、血糖穩定的良好狀態了。

最近的減肥方法，大家注重的已不再是攝取熱量，而是餐後血糖值的變動，如果先吃白飯、麵包、麵類等醣類多的食品，餐後血糖值會上升而分泌大量的胰島素，也就容易發胖了。

不攝取醣類就能抑制胰島素（肥胖荷爾蒙）的分泌，但每日三餐都不吃飯不吃麵包實在太難了，我不推薦這種極端的方法。

關鍵在於吃的順序。

我在減重門診中，都是推薦大家先喝湯。

我希望他們採取下面的吃法。

將「救命蔬菜湯」細嚼慢嚥後再喝下去，能溫暖胃腸等內臟。

於是，「攝食產熱效應」上升，代謝提高。

接著吃膳食纖維豐富的蔬菜、蘑菇類、海藻類等，然後是含優質蛋白質的魚、肉、大豆食品。

最後才吃飯或麵類等醣類。

依我的經驗，從喝湯開始的這種吃法，到最後吃飯時，肚子已經相當飽了。

因此，應該吃不了平時的分量才對。

於是，**必然會減少醣類的攝取量**。

只要從攝取蔬菜湯開始，就能抑制血糖值的飆升，即便不勉強減肥，也能自然變瘦，而且血糖值也會趨於穩定。

血糖值高的糖尿病患者或糖尿病預備軍，罹癌風險較高，這點已經獲得各項研究證明了。

而且也已經知道，胰島素會培育癌芽。

採取「蔬菜湯優先」這種吃法來有效控制血糖值，就能維持良好的身體狀態，也就能預防癌症了。

除此之外，蔬菜湯還有許許多多的健康功效，我將在接下來的章節繼續說明。

養成攝取具有高抗癌作用之蔬菜的好習慣

除了蔬菜湯以外，還有哪些食品能夠防癌呢？

前面已經說明為何「救命蔬菜湯」能夠抗癌了，接下來要向各位報告，除了蔬菜湯以外，還有哪些食品可抑制癌症及其證據。

具體而言，有下列這些食品。

食道癌、胃癌、肺癌…………綠花椰菜、白菜、高麗菜

大腸癌……………………大蒜

肝癌………………………咖啡、黃綠色蔬菜

乳癌………………………大豆食品

前列腺癌…………………大豆食品、番茄

綠花椰菜、白菜、高麗菜裡面含有異硫氰酸酯，大蒜裡面含有半胱胺酸亞（Cysteine Sulfoxide)類，咖啡中含有綠原酸（Chlorogenic Acid），黃綠色蔬菜中含有α－胡蘿蔔素、β－胡蘿蔔素，大豆食品中含有異黃酮，番茄中含有茄紅素。

這些全是植化素。

舉例而言，咖啡中富含具有高抗氧化力的多酚，其中的代表成分，就是前面提及的「綠原酸」。

咖啡中的多酚，比紅酒中的黃酮類化合物（Flavonoid）具有更強的抗氧化力。

有研究結果顯示，一天喝超過五杯咖啡的人，肝癌的發生率下降四分之一。

我會建議來我們醫院的前列腺癌患者，每天吃半塊豆腐及二顆番茄，因為大豆的異黃酮和番茄的茄紅素，皆有抑制前列腺癌成長的功效。

大豆異黃酮具有與女性荷爾蒙（雌激素）同樣的作用，因此可降低罹患前列腺癌的風險，也有改善更年期障礙、預防骨質疏鬆症的效果。

豆類中，大豆、黑豆、紅豆、綠豆都有高抗氧化力。

豆類不僅能夠防癌，也能預防生活習慣病，因此請積極攝取。

像這樣，只要知道哪些食品含有植化素及其功效，便能改變飲食生活才對。

植化素能夠消除讓基因突變而致癌的活性氧，並且提升人體的免疫力，然而遺憾的是，我們人類無法在體內製造它。

因此，我們必須攝取以蔬菜為主的食品，才能補充植化素。植化素是植物保護自己不受紫外線、害蟲傷害的重要成分。

特別是露天栽培的時令蔬菜，植化素含量最豐富。近來，已有許多匯整各季節蔬菜的書籍出版，也可上網查詢，輕鬆得知各種蔬菜的盛產時節，請各位多加利用。

此外，蔬菜的皮、葉、種籽等也都富含植化素，因此請充分利用整顆蔬果，不要浪費。

換句話說，購買蔬果時，優質的栽培環境自不在話下，還須精選是在安心、安全的產地，且由優質人員栽種出來的時令蔬果。

還有一事補充，蔬菜的有效成分會隨時間流失。

例如菠菜中的維生素C，不論冷藏或冷凍，都無法長期保存。蔬菜買來後，宜盡快調理並吃完。

如果你家裡有菜園，就能隨時吃到新鮮蔬菜，但如果必須上超市等賣場購買的話，最好是選購新鮮的產品。

希望你能三餐積極攝取富含植化素的蔬菜，並養成每日攝取的好習慣。

第三章

因「救命蔬菜湯」而體質改善了！培養出不易罹癌體質的體驗談

肝癌穩定了，心情開朗了！「救命蔬菜湯」讓人有力氣活下去

六十歲世代／女性／家庭主婦

一直對健康很有自信的我，好幾年才接受一次健康檢查，結果發現罹患B型肝炎及肝硬化，然後，我去看肝臟專家高橋醫師的門診。

醫師診察後表示，我的肝臟有陰影，可能是肝癌。

於是我到綜合醫院接受更精密的檢查，結果證實為罹患肝癌。

聽到這個噩耗，我相當震驚，好一段時間都活在「搞不好會死」的恐懼

中。

就在這種狀況下，我接受高橋醫師的診治，並且遇見了「救命蔬菜湯」。

我也罹患肝硬化，因此必須控制飲食，常常不知道該吃什麼好，得知這個蔬菜湯後，我決定相信它，實踐下去。

肝癌照射無線電波能夠痊癒，因此我在綜合醫院接受治療。

之後，每三個月在綜合醫院檢查一次，B型肝炎的治療則是在高橋醫師那兒進行。

開始吃蔬菜湯時，由於吃得到蔬菜的原味，我覺得非常好吃。

我三餐吃飯時都會吃蔬菜湯。

現在，我的肝癌狀態很穩定，每個月檢查，肝功能數值都很正常。

開始攝取蔬菜湯後，不僅肝功能數值正常，我的身體還起了很多好的變化。

其中之一是，血壓下降了。

還有一個大變化，就是排便順暢，每天都會排便。

明明沒發生什麼特別的事，我半年左右竟然很健康地瘦了十五公斤。真的很吃驚。

醫師也說：「妳比從前更開朗了。」遇見這個蔬菜湯後，我的心情比從前更正向，會想嘗試各種挑戰。

「救命蔬菜湯」會伴隨我一路走下去，成為我人生中不可或缺的寶物。

「救命蔬菜湯」幫助我在肺癌手術後恢復體力！

七十歲世代／女性／家庭主婦

搬到東京的麻布後，我一直接受高橋醫師的治療。當時我走上坡路就會喘不過氣，背部和左胸都感到疼痛。

我在麻布醫院照X光，發現左肺有陰影。

然後在高橋醫師的介紹下接受正子斷層掃描等檢查，發現左肺有惡性腫瘤，屬於第二期。

執刀醫師驚訝地說：「看X光也看得到，真厲害！」因為這顆腫瘤就藏在動脈後面，是個超乎想像的大手術。

術後我住院二週，接受抗癌藥劑的治療。

原本這種抗癌藥劑的治療要進行四次，但因為我的白血球顯著減少，身體很差，只做一次就停止了。

手術和抗癌藥劑讓我體力衰退，食欲不振。

這時，我開始喝我女兒煮的「救命蔬菜湯」。

即便體力衰退，食欲不振，我還能夠喝得下。

拜喝蔬菜湯之賜，我的體力逐漸恢復，而且比預期更早地恢復日常生活。

我聽跟我一起住院的病友說，他們出院後體力都難以復原。我想，應該沒有人像我這樣吧。

到今天，我在早餐和晚餐時，都會先喝蔬菜湯。

從前，我都以為要盡量吃煮湯的湯料，但現在知道蔬菜的成分已經溶解到湯裡面了，光喝湯也可以。

肺癌手術後必須定期追蹤檢查，到現在檢查結果都很正常。

而且，我覺得我比罹癌前更有活力。

喝蔬菜湯後，我的膽固醇、血糖值都很穩定，手術後也都保持在標準值以內。

「救命蔬菜湯」吃不膩，能夠天天持之以恆。

我認真感受到，喝這個蔬菜湯讓我身心都更有元氣了。

肝臟、壞膽固醇、中性脂肪的數值都改善了！「救命蔬菜湯」讓人身體更健康！

五十歲世代／女性／健身教練

我的工作是幫助別人身體更健康，但我的肝指數不佳，就在覺得不做些改變不行時，我得知了「救命蔬菜湯」。

除了肝指數不佳，我又動了手肘手術，無法運動，因此體重上升……這兩項煩惱讓我認真覺得不改變不行，於是開始吃蔬菜湯。

蔬菜湯只是用水煮蔬菜而已，非常簡單，連討厭蔬菜的我都覺得很好吃，真是不可思議。

這樣的蔬菜湯，我應該能持續吃下去才對。

在吃蔬菜湯之前，我早餐都只喝一杯咖啡而已，後來就改成吃蔬菜湯，不但營養豐富，也有飽足感。

晚上我會先吃蔬菜湯，然後再吃涼粉或沙拉，不吃碳水化合物。

我愛喝酒，之前很常喝，但醫師建議：「喝一杯紅酒或一杯啤酒就好。」我要求自己務必做到。

這樣的飲食生活持續進行五個月後，我的肝指數、中性脂肪、壞膽固醇等數值全都改善了。

同時，體重也減輕了五公斤。

就在開始吃蔬菜湯後，連我愛喝的酒都減量了。

這種由常見的蔬菜煮成的蔬菜湯，真是越喝越好喝，我現在是兩天煮一次。
除了身體變輕盈以外，我還覺得比較不容易累，這也算是相當大的改變。
工作上常常碰到忙得不可開交的時候，但現在我都能精力充沛地努力下去。
能夠做成冰箱常備菜的蔬菜湯，真是太方便了。
今後，我仍會繼續吃蔬菜湯，養出不被疲勞打敗的強健身體。
希望能有更多人知道這個蔬菜湯，像我一樣每天活力十足。
真的很感謝醫師以及「救命蔬菜湯」。

不必忍耐、不會難受，靠「救命蔬菜湯」減肥成功！

五十歲世代／女性／自營業主

我之所以知道「救命蔬菜湯」，是一位男性友人告訴我的。他說：「我遵守醫院的飲食指導，三個月就瘦了七公斤。」

我上網一查，才知道麻布醫院的「減重門診」會指導患者進行一種結合運動療法、飲食療法和減肥藥而且不復胖的有效減肥法。

我立刻前去門診，做了血液檢查，得知罹患血脂異常症，高血壓、壞膽固醇都遠高於標準值。

醫師告訴我，不控制鹽分及脂質的攝取，不可能瘦下來。

我開始戒酒三個月，並進行醫師教導的飲食改善方法：三餐用餐時先喝蔬菜湯，在外面的話，就依蔬菜、肉和魚、碳水化合物的順序進食。

第一次喝蔬菜湯時，我還在想：「萬一很難喝怎麼辦？」沒想到非常可口，我就放心了。

喝蔬菜湯會有飽足感。

開始減肥後，一週瘦了二公斤。

三週瘦了四．二公斤，五週瘦了五公斤，三個月後成功達標，減重六公斤。

之後也沒有復胖。

能夠達成減重目標固然高興，但最大的喜悅是能夠注意到生活習慣病，打造健康的體質。

早餐喝蔬菜湯覺得很輕鬆，而且它可以做成冰箱常備菜，對家庭主婦而言真是福音。

我會在這種蔬菜湯中加入其他食材給家人吃，他們都吃得很開心。

我不會因為已經瘦下來而停止喝蔬菜湯，會繼續我的蔬菜湯生活，維持身體健康。

第四章

「救命蔬菜湯」的力量太神奇！不僅能夠防癌，還能遠離一切生活習慣病！

能夠改善高血壓！
也能預防動脈硬化、糖尿病！
「救命蔬菜湯」讓血糖值、
血壓更穩定！

蔬菜湯改變了血液與血管！

「健康人的血液與血管是什麼樣子？」

面對這個問題，你會作何想像呢？

大部分人的想像應該是血液充沛且清澈，血流順暢吧。

沒錯，血液清澈、血流順暢的人大多很健康。

而被指為肥胖、血脂異常症的人，血液多半混濁且循環不良。

日本人死因第一名是癌症，其次就是心肌梗塞、腦中風等血管相關疾病。

為麼會有這些疾病？各位知道嗎？

原因就是血管中產生名為「血栓」的血塊，把血管堵住了。

健康的人，血液都很清澈而能在血管中循環順暢。

但是，飲食生活持續不正常，壞膽固醇氧化後，就會堆積在血管壁上，這些膽固醇就形成所謂的「斑塊」（Plaque）。

血管中一旦有斑塊，血管就有細微的凹凸不平，也會開始動脈硬化。而且，這些斑塊要是受損破裂，血液中的血小板便會附著上來，造成凝結、凝固，於是產生血栓。

腦部血管有了血栓而血液循環不順，便會導致腦梗塞、腦出血（兩者合稱「腦中風」）。

同樣地，發生在心臟的話，便導致心肌梗塞了。

不想腦中風、心肌梗塞找上門，就要預防動脈硬化和血栓。

動脈硬化就是血管老化，是一種年紀大就會出現的症狀。如果同時有高血脂症、糖尿病、高血壓、肥胖等症狀，就更容易惡化。

而要預防血栓，就要隨時保持血液清澈。

因此，請攝取「救命蔬菜湯」。

「救命蔬菜湯」具有清血而預防動脈硬化的力量。

而且，吃蔬菜湯還具有改善糖尿病、高血壓、肥胖的效果。

高麗菜中的植化素「異硫氰酸酯」，以及洋蔥中的植化素「槲皮素」，都具有清血功效。

高麗菜中的「異硫氰酸酯」能夠抑制血小板的凝結、凝固，預防血栓的形成。

洋蔥具有清血效果而一時蔚為話題，洋蔥中的「槲皮素」是多酚的一種，具清血能力，富含於洋蔥皮中。

此外，胡蘿蔔和南瓜中的β－胡蘿蔔素，以及洋蔥中的槲皮素都具有高抗氧化力，能夠防止壞膽固醇氧化，預防斑塊的形成與動脈硬化。

攝取用這四種蔬菜煮成的「救命蔬菜湯」，就能保持血管柔軟、血液清澈。

還有，來我這裡門診的患者，很多人都因為吃蔬菜湯而減肥成功，或是血糖值和血壓皆穩定下來了。

諸如此類，「救命蔬菜湯」不僅能夠抗癌，還能對付與血管（血液）相關的可怕疾病與不適，堪稱萬能湯品。

不好吃重鹹，就能降低胃癌風險，改善高血壓

我們從小吃慣了的和食，被譽為世界級的健康食物，但其實它的鹽分含量太多了。

例如，味噌湯和漬物、烤魚。

吃這樣的早餐，攝取到的鹽分就比吃麵包配咖啡等西式早餐還要多。

但是我們都沒發覺到。

反而吃少鹽的食物就覺得沒味道而不想吃。

但是，你有必要知道，攝取過多的鹽分有罹癌風險，尤其容易導致胃癌萌芽。

為什麼容易得胃癌呢？

因為攝取過多的鹽分，會讓胃的屏障（免疫）功能低下，無法防禦致癌的幽門螺旋桿菌之攻擊，也就容易滋生癌芽了。

為了抑制這種風險，請早日改變口味。

雖說如此，要突然切換成少鹽飲食的確有困難，會讓美好的一餐索然無味。

因此，建議你利用「救命蔬菜湯」來改變口味。

「救命蔬菜湯」完全不使用鹽等調味料，可品嚐到蔬菜的原味、蔬菜的鮮甜。

每日攝取蔬菜湯，逐漸習慣淡口味後，自然就不想吃太鹹的食物了。於是，日常飲食全面改成淡口味，那麼不必刻意，也能自然習慣減鹽生活了。

換句話說，即便是愛吃重口味拉麵的人，也會因為習慣淡口味飲食，自然不想吃重鹹了。

攝取「救命蔬菜湯」，就能自然而然地減少鹽分攝取，不僅能降低罹癌風險，還能讓高血壓趨於穩定。

因為降低了中性脂肪、
糖化、氧化壓力，
肝臟功能便逐漸改善！

感覺到疲倦、覺得酒變得不好喝時，就有嘗試蔬菜湯的價值

如果無法消除疲勞、食欲不振、不想吃油膩食物、覺得酒變難喝了，或許可能是肝臟疲勞之故。肝臟是最大的臟器，會製造身體必須的蛋白質、蓄積能量、提高身體的抵抗力、解毒等，功能相當多。

肝臟是我們身體的勞動者。今天的日本人中，每四人就有一人罹患脂肪肝，肝臟囤積脂肪到像鵝肝一樣。

健康的肝也會有2～3％的脂肪。但是，飲酒、暴食、運動不足等各種原因，肝細胞會增加太多中性脂肪而變成脂肪肝。

脂肪肝和病毒性的肝臟疾病不同，由於不會讓肝功能大幅下降，許多人

就疏忽而沒去管它了。

但是，放著脂肪肝不管是相當危險的。

從前，一般認為脂肪肝的原因主要是飲酒，但最近有很多不飲酒的人也出現所謂的「非酒精性脂肪肝」。

這種脂肪肝是吃太多或運動不足等生活習慣引起的。

此外，有糖尿病、高血壓、肥胖、血脂異常症等任何一項的人，較容易罹患非酒精性脂肪肝。而非酒精性脂肪肝發炎的話，就變成「非酒精性脂肪肝炎」（NASH）。

非酒精性脂肪肝炎是一種肝臟發炎並持續纖維化的疾病。

非酒精性脂肪肝炎的發病機轉目前尚不明確，但有人提倡「二次衝擊理論」（Two-Hit Theory），第一次衝擊是肥胖、糖尿病、高血脂症、高血壓等疾病的起因「胰島素阻抗」讓脂肪囤積在肝臟，造成脂肪肝。

第二次衝擊是，脂質過氧化、細胞激素、鐵質過多引發氫氧自由基等，進而產生氧化壓力（Oxidative stress），造成脂肪肝發炎，引發非酒精性脂肪肝炎。

也就是說，非酒精性脂肪肝加上二次性的壓力，就會發起非酒精性脂肪肝炎發病。而二次性壓力的原因是過勞、運動不足、偏食造成鐵質攝取過多、蔬菜攝取量不足、吃太快、吃太多等。

於是肝臟不斷纖維化，纖維化的肝臟變硬而功能衰退。

一旦罹患非酒精性脂肪肝炎，其中約二至三成的人會在十年左右惡化成肝癌或肝硬化。為防止這種可怕的疾病，必須改善我們的生活習慣。

酒精造成的脂肪肝可戒酒來改善，非酒精性脂肪肝和非酒精性脂肪肝炎就要靠改變飲食生活了。

因此，我推薦「救命蔬菜湯」。

要改善脂肪肝，或許你想到的是少吃油膩食物，但更須注意的是醣類。**目前已經知道，日常性地攝取醣類，容易罹患脂肪肝。**

因為飲食而讓血糖值飆升，就會大量分泌胰島素。胰島素會將多餘的醣類當成中性脂肪囤積在肝臟，因此，要預防脂肪肝，就不能讓血糖值飆升。

也就是說，用餐時先吃「救命蔬菜湯」，接著吃魚、肉等蛋白質，最後才吃飯等碳水化合物，這樣就能抑制醣類的攝取量並且預防胰島素快速分泌。

攝取蔬菜湯，並依我所建議的「蔬菜湯優先」這種飲食順序，進而養成習慣的話，肝臟一定很健康。

不會再煩惱：「究竟該怎麼吃才好？」

只要養成攝取「救命蔬菜湯」的習慣即可。

來我這裡看診的患者，很多人都喝這種蔬菜湯而日漸改善了肝臟功能。「救命蔬菜湯」中含有可增加肝臟解毒酵素，讓有害物質、致癌物質無毒化的植化素異硫氰酸酯（含於高麗菜中），因此能夠提升肝功能。

此外，胡蘿蔔中的α－胡蘿蔔素，胡蘿蔔和南瓜中的β－胡蘿蔔素，南瓜中的維生素E，都具有抗氧化力，能夠強力消除傷害肝臟的氫氧自由基，而高麗菜和南瓜中的維生素C也有預防氧化壓力的作用。

擔心肝臟出問題的人，希望肝臟健健康康的人，請務必今天起就開始攝取「救命蔬菜湯」。被診斷出有脂肪肝的人，只要每日持續攝取這種蔬菜湯，一定能看見數值的改善。

請你每天都用「救命蔬菜湯」來慰勞辛苦工作的肝臟吧。

「救命蔬菜湯」對眼睛癢、鼻塞、身體倦怠等所有過敏症狀都有效！

蔬菜湯對很多日本人煩惱的過敏症狀也很有效

花粉紛飛的季節，很多人終日感到苦不堪言。

打噴嚏、流鼻水、鼻塞。

有人還會有眼睛癢、眼睛充血、流眼淚等症狀。

除此之外，全身懶洋洋、發熱、皮膚癢、注意力不集中等，為這些症狀煩惱的人也不在少數吧。

花粉症可說是日本人的國民病，患者不斷增加中，為過敏性鼻炎、異位性皮膚炎所苦的更是不分年齡，大有人在。

一定很多人都想知道有何方法可以不靠藥物就解決過敏的痛苦症狀。

為什麼會有這些過敏症狀呢？

引發過敏的機制是這樣的。

我們的身體具備「免疫」系統，當病毒等異物入侵時，我們會在體內製造「抗體」以攻擊異物。

但是，如果這個免疫系統失衡，即便是對身體無害的物質，它也會過度反應，認為：「這不是我們自己人。」而加以攻擊。

這種過度的攻擊狀態，就是花粉症、異位性皮膚炎等過敏疾病。

如果攻擊勢力太強大，變成過度攻擊自己的身體，就會產生類風濕性關節炎、膠原病等發炎症狀，即所謂的「自體免疫疾病」。

類風濕性關節炎的話，手腳關節處會腫痛，惡化下去則會關節變形。

在日本，三十歲以上約有1％的人得到類風濕性關節炎，女性比男性多，約為男性的三倍。

這種疾病與年齡無關，但好發於三十至五十歲世代。

膠原病是一種各臟器慢性發炎的疾病。

這種疾病的症狀形形色色，很多人看似健康，其實正為此所苦，每天殷殷期盼著能過一般人的生活。

蔬菜的植化素成分，具有可抑制過敏的「抗過敏作用」，以及可抑制發炎的「抗發炎作用」，例如，生薑中的薑油、青椒中的木犀草素（Luteolin）、蔓越莓中的前花青素（Proanthocyanidin）等。

尤其，「救命蔬菜湯」中的洋蔥，歐洲人稱「花粉症解藥」，具有抑制過敏、發炎的功效。

這裡稍微談一下洋蔥。從古代開始，它就是中近東、印度、歐洲人常吃的食物。

有記錄流傳下來，內容提到，古代埃及打造金字塔的人，都吃洋蔥來增強體力。

換句話說，洋蔥這種蔬菜從古代就一直被人們重用了。

洋蔥中的槲皮素，具有抑制會引起過敏的「IgE抗體」（免疫球蛋白E抗體）產生的作用。

此外，細胞激素與類風濕性關節炎等嚴重的炎症息息相關，而洋蔥就具

有抑制細胞激素過度產生的作用。

為過敏症狀所苦的人，不要只靠藥物，不妨多攝取含有洋蔥有效成分的「救命蔬菜湯」，就能與過敏症狀和平相處了。

再提供一個有益資訊。

洋蔥中的槲皮素多含於洋蔥皮中。

因此，煮蔬菜湯時，不必費心將洋蔥皮剝掉，可連皮一起煮。

將洋蔥皮和胡蘿蔔切下的菜渣、南瓜的種子等一起洗淨，放入泡茶袋中，再和蔬菜一起入鍋煮湯。

「救命蔬菜湯」

讓腸道更健康！

讓身體從內部回春！

消解便祕！從腸道開始恢復健康

上廁所時苦坐了數十分鐘，一點順暢感都沒有……

為便祕煩惱的女性朋友相當多，有人從年輕時就慢性便祕，有人則是上了年紀因荷爾蒙變化而時常便祕。

雖說都是便祕，但有各種不同的類型。

可分為「功能性便祕」與「器質性便祕」兩大類。

功能性便祕之一的「弛緩性便祕」，是腸道鬆弛，無法正常蠕動所造成的。

這種便祕的狀況是，糞便長時間滯留於大腸中，並且逐漸失去水分，常發生在女性及高齡者身上。

其次也是功能性便祕的一種，叫做「痙攣性便祕」。
這是自律神經失調，腸道無法順利蠕動，以致排便不順。
這種糞便會像兔子的糞便，一顆一顆圓圓的。
功能性便祕的第三種是「直腸性便祕」。
這是糞便經過大腸到達直腸了，仍然無便意，糞便停滯其中，多發生在高齡者、習慣忍住不排便的人身上。
最後，器質性便祕是指腸道出問題所引起的便祕。
例如因腫瘤等而腸道變窄，或是先天性異常造成的。
一旦便祕，會有腹脹、放屁等不適，有時還會有皮膚粗糙、食欲不振等症狀，日子過得無精打采。
此外，有便祕的人往往有易胖傾向，甚至因腸內環境惡劣，壞菌大增而提升罹患大腸癌的風險。

因此，對於有便祕煩惱的人，我要推薦這個「救命蔬菜湯」。

蔬菜湯中含有各種植物化性化合物，當然，也含有豐富的膳食纖維，對促進排便十分有效。

膳食纖維有兩種。

一種是水溶性膳食纖維。

這是會溶於水中的膳食纖維，具有保水性與黏性。

攝取水溶性膳食纖維可增加腸道的好菌，改善腸內環境。

另一種是非水溶性膳食纖維。

這是不會溶於水的膳食纖維，它很會吸收腸內的水分；而吸收水分後，糞便量就增加，腸道就會蠕動來促進排便。

「救命蔬菜湯」中含有這兩種膳食纖維。

高麗菜和洋蔥中含有水溶性膳食纖維，胡蘿蔔和南瓜中含有可增加糞便量的非水溶性膳食纖維。

吃「救命蔬菜湯」可攝取到一日所需膳食纖維分量的一半。

日本人的膳食纖維攝取量，成人男性為一日20g以上，成人女性為18g以上。

但是，由於飲食生活改變，蔬菜攝取量減少之故，很多人都達不到這個目標攝取量。

從前，大家從早餐起就會喝味噌湯，裡面就放了許多含膳食纖維的蔬菜，例如胡蘿蔔、牛蒡等。

然而，現在早上喝味噌湯的人恐怕只有一小部分，基於沒時間等緣故，很多人早上都是一片吐司加一杯咖啡而已。

雖然市面上也有膳食纖維的保健食品，但還是透過飲食攝取為宜。

請每天都吃蔬菜湯吧。

每天排出的糞便，是健康狀態的指標之一。

為了能輕鬆排便，多喝蔬菜湯準沒錯。

此外，要改善便祕，除了配合健康的飲食生活，還要做到睡眠充足、適度運動等，全面檢討生活習慣。

比任何減肥方法都有效！
「救命蔬菜湯」
能夠維持理想體型！

不想變胖，
就利用蔬菜湯來控制血糖值

年過四十後，攬鏡自照，對身材走樣感到吃驚，去年還能穿的衣服已經穿不下了，大受打擊。

想常保年輕的心情，不論男女老少都一樣。

但是，即便維持和年輕時同樣的生活及飲食習慣，依然不知不覺間變胖的人並不少。

飲食造成肥胖的原因有兩個。

「熱量」與「醣類」。

首先，要注意攝取熱量與消耗熱量的平衡。

當飲食的攝取熱量，高於日常活動、運動的消耗熱量，那麼多出來的部分就會變成脂肪囤積在體內而發胖。

發胖後，有人為了增加消耗熱量而開始運動，但靠運動來增加消耗熱量其實比想像還難。

而調整飲食比運動簡單且立即可行，因此很多人採用這種減少攝取熱量的減肥法。

說到減肥，多年來的關鍵字始終是「熱量」。

但最近受到注目，並且是不可輕忽的發胖原因，就是「醣類」。

相信很多人聽過「低醣減肥法」才對。

醣類進到我們的身體就變成葡萄糖，血液中的葡萄糖就是「血糖」。

我們吃下米飯、麵類、麵包等，血糖值會上升，而胰臟會分泌胰島素讓血糖值下降。

這個胰島素是個狠角色。

胰島素具有在肝臟和脂肪組織將葡萄糖合成脂肪酸，變成脂肪的作用，因此又稱「肥胖荷爾蒙」。

攝取過多醣類時，這個肥胖荷爾蒙（胰島素）便會大量分泌而容易發胖。

這時，就是「救命蔬菜湯」登場的時刻了。

可以藉蔬菜湯來調整熱量與醣類。

我猜，各位是不是平時用餐，都是米飯、麵包等碳水化合物配菜，然後快速地扒進嘴巴裡呢？

這樣的話，血糖值會立刻上升，肥胖荷爾蒙胰島素就會分泌出來了。

於是，葡萄糖變成脂肪，多餘的脂肪就囤積在體內。

不想變胖的話，就在用餐時先喝蔬菜湯。

先吃加了蔬菜的蔬菜湯，可以獲得飽足感，之後的食量自然減少。

這樣，就能減少肥胖的原因之一——攝取熱量了。

而且，蔬菜湯中的高麗菜、洋蔥，含有豐富的水溶性膳食纖維。

這種水溶性膳食纖維具有抑制腸道吸收醣類的作用。

先吃蔬菜湯，就能抑制接著吃進來的醣類的吸收，血糖值便不致於快速上升。

血糖值不快速上升，胰島素的分泌就會減少，多餘的脂肪就不會囤積在體內了。

極端控制飲食的減肥方法不能持之以恆，也不健康。

即便短時間能看見成效，由於難以持續，很快就復胖了。

就用不必勉強、不必忍耐的蔬菜湯來打造健康日理想的體型吧。

我也是靠這種蔬菜湯變瘦的，來我醫院看減重門診的人，很多都是每天吃蔬菜湯便輕鬆減肥成功，而且不復胖，過著健康的生活。

老化的原因是身體氧化！
植化素可去除活性氧，
為身體除鏽！

要常保身體年輕，就要喝蔬菜湯！

各位在日常生活中，什麼時候會感到：「啊，老囉！」？

容易疲累而早上爬不起來、忘東忘西、老花眼而看近看不清楚……

每個人感到老化的情況不同，但想常保年輕活力的心情是一樣的。

引起老化的原因是身體氧化（生鏽）。

活性氧讓身體氧化，進而讓身體各部位老化。

我已經說了不少活性氧對身體的不良影響，而老化的原因也是活性氧。

活性氧引起的老化，有下列各種情況。

皮膚出現斑點、皺紋、暗沉，眼睛出現白內障、老年性黃斑部病變，頭髮則是冒出白髮，大腦則是記憶力、思考力衰退。

血管的老化是產生動脈硬化。

活性氧會提高罹患癌症、糖尿病、血脂異常症等疾病的風險，是一種與各種老化息息相關的麻煩物質。

或許你會不知該如何防止活性氧帶來的老化而不安，但其實用不著擔心。

中高齡的朋友，為了預防老化，請務必借助植化素的力量。

「救命蔬菜湯」中富含具抗氧化作用的植化素，**可以預防身體生鏽。**

洋蔥中的異蒜胺酸及槲皮素，胡蘿蔔中的α－胡蘿蔔素，胡蘿蔔和南瓜中的β－胡蘿蔔素，全都具有抗氧化作用，可以預防生鏽。

此外，南瓜中的維生素E、高麗菜和南瓜中的維生素C也有同樣的功效。

舉個容易明白的例子，攝取「救命蔬菜湯」能夠預防血管老化的動脈硬化症。

而且，因為蔬菜湯富含維生素C，可預防斑點和皺紋，在美容方面也可望達到抗老效果。

光是外表年輕，並不能阻止老化。

雖然自己與別人都看不見，但預防身體生鏽才是真正的預防老化。

利用美容產品來維持美麗固然不錯，但更有意義的是預防體內老化來維持健康。

想要更具體地抗老的人，除了攝取蔬菜湯以外，還要多留意攝取植化素。

在預防大腦老化方面，草莓的漆黃素（Fisetin）、紅茶的茶黃素（Theaflavin）、紅酒的白藜蘆醇（Resveratrol）、糙米和咖啡的阿魏酸（Ferulic Acid）皆有效果。

在預防眼睛老化方面，藍莓的花色素苷（Anthocyanin）、菠菜的葉黃素、玉米的玉米黃素（Zeaxanthin）都很有效。

此外，擔心骨質疏鬆症等骨骼老化問題的人，可多攝取大豆的異黃酮、茶和綠花椰菜的山柰酚（Kaempferol）。

請觀察自己的身體狀況，除了攝取蔬菜湯，也應積極攝取含有植化素的食品。

應該很多人都喜歡喝咖啡、紅酒，那麼，邊享受這種樂趣邊攝取營養也是一種不錯的方法。

蔬菜湯也一樣，請用無負擔的、可持之以恆、適合自己的方式來攝取植化素吧。

讓我們一起當一個年輕、健康的人。

第五章

這是關鍵中的關鍵！養成可防癌的健康生活習慣！

低熱量、低胰島素飲食，
勿暴飲暴食、狼吞虎嚥！

利用蔬菜湯來調整胰島素與熱量！

攝取大量的米飯、麵包、麵類等醣類，會讓胰島素大量分泌，而過多的胰島素是癌症的成長因子，讓會癌芽長出來。

因此，飲食上必須特別注意血糖值的控制。

如果不想讓血糖值飆升，飲食的順序應為：

湯↓蔬菜↓蛋白質（肉、魚）↓醣類（飯、麵包、麵類等）

此外，攝取低胰島素飲食（低升糖指數的食物），也能緩和血糖值的上升。

例如，同樣是主食，蕎麥麵、義大利麵等麵類，其升糖指數就比米飯、麵包低。

而且，糙米、全麥麵包的升糖指數也比精白米、精白粉的麵包低。

熱量高的食物會讓人發胖，而且致癌風險高，因此除了醣類，也要注意脂質的攝取量。

肥胖的人多半吃很多，而且都不太咀嚼。

這種飲食方法，等到有飽足感時，都已經吃下很多了。

反之，細嚼慢嚥會花比較多時間，提高攝食產熱效應而促進代謝。

飲食時，多注意吃的東西以及吃的方法，就能預防癌症，維持健康了。

要維持健康，就要積極攝取植化素

將植化素當成我們的好夥伴，就能提升維持健康的能力！

本書已經談了很多植化素的神奇力量，這裡就不再贅言了，總之，植化素是預防癌症、維持健康所不可或缺的聖品。

但我想再提醒各位一次。

植化素無法在我們人類的身體中製造出來。

植化素是植物製造的天然機能性成分，目的是為了保護自己不受紫外線所引起的活性氧及害蟲等的危害。

因此，我們人類有必要透過飲食來攝取蔬菜及水果中的植化素。吃或喝「救命蔬菜湯」固然可以攝取到植化素，但除了蔬菜湯以外，還有很多的蔬菜、水果也都富含植化素。

植化素約有九成含於蔬菜、水果等植物性食品中，據說種類超過一萬種。

目前找到的有數千種，表示還有很多有益健康的植化素就存在我們周邊。例如，蔬果那令人賞心悅目的五顏六色，就是來自植化素。

而且，蔬果的各種香氣、辛辣或苦味，也是植化素的作用。

不必想得太複雜，只要你覺得好看，香氣能夠促進你的食欲，你就吃吧，以輕鬆愉快的心情來攝取植化素。

鮮紅的番茄、鮮綠的青椒和菠菜。

植化素就存在於我們的日常生活中。

在我們伸手可及的範圍內，就有如此不可思議的保健聖品了。

不能心想：「我吃了這些就算做完功課了。」應該每天提醒自己，多多攝取各式各樣的蔬菜與水果。

定期地適度運動，讓身體流汗

量力而為地從事汗水淋漓的運動

很多人覺得：「聽到要運動就煩。」

即便年輕時經常運動，大部分人都在不知不覺中遠離了活動身體這件事。

這樣是不行的。

請從今天起，就從事適度的運動來流流汗吧。

理由是，藉適度運動來流汗，能夠將體內的鹽分及鐵質隨著汗水排出去。

換句話說，可以將致癌風險高的物質利用流汗時一起排出去。

事實上，有研究結果顯示，定期運動能夠降低罹癌風險。

不過，有件事請各位特別注意，就是運動的方法。

我們推薦的是適度運動，過於激烈的運動反而有罹癌風險。

從事激烈運動會讓身體產生過多的活性氧，就有罹癌之虞。

許多職業運動選手罹癌，原因有可能是長年從事激烈運動造成的影響。

想獲得健康而拼命運動過度，反而得不到好結果，這樣又有何意義？

不要從事造成身體莫大負荷的運動，不妨做做伸展操、健走、慢跑等輕鬆的運動吧。

膝蓋等處會疼痛的人，如果從事慢跑或健走運動有可能讓症狀惡化，因此請量力而為。

光做些伸展操就會微微冒汗了，如果你不是長年持續運動的人，不宜一開始就把門檻訂得太高。

當你慢慢習慣做伸展操來活動身體後，再進行慢跑等運動也不遲。

運動時攝取水分也會增加排汗量。

攝取水分時，不要一次猛灌，請分成幾次慢慢補充。

不要攝取過多的鐵質

要留意不覺間讓身體生鏽的鐵質！

很多男性朋友會喝酒搭配豬肝、紅肉、鮪魚等紅肉魚。而且，女性朋友中也有不少人會因為有點貧血而刻意多吃這類食物。

那麼，各位知道為什麼這樣的飲食習慣不好嗎？

其實這樣是很危險的。

為什麼危險？因為鐵質攝取太多了。

鐵質是人體必需的礦物質，但科學家已經證實，攝取過多鐵質會導致罹癌和老化。

當鐵暴露於空氣中，會與空氣中的氧結合而逐漸生鏽。

這種現象稱為「氧化」。

同樣地，鐵質也是導致我們身體生鏽的原因。

這種狀況稱為「芬頓反應」（Fenton reaction）。體內多餘的鐵會產生活性氧（氫氧自由基），讓DNA氧化而致癌，或是傷害腦細胞和肝細胞等，是各種疾病導火線「氧化壓力」的原因。

二〇一六年，日本女性的壽命為八七・一四，男性為八〇・九八歲。

男女皆為世界第二長壽，但男女相差六歲之多也是事實。

不僅日本，綜觀全世界，都有女性平均壽命較男性長的傾向。

最近得知，理由就是「鐵」。

女性在迎接更年期之前都有月經，會定期將血液中的鐵質排出體外。因此，身體承受的鐵質危害作用較少。

體內的含鐵量，應該就是男女壽命產生差距的原因之一。

或許你認為多攝取鐵質比較好，但這是錯誤的。

鐵質攝取太多是老化與生病的原因。

鐵會讓身體氧化，因此請認清哪些食物含鐵量多、哪些食物含鐵量少，重新調整飲食生活。

多喝水以促進排毒

水是維持身體健康的重要元素

減肥書上都會寫道：「請多喝水。」其實不只美容，為了健康，也要多多補充水分。

各位一天喝多少水呢？

炎炎夏日，很多人因為口渴而不斷喝水。

不過，應該是不分季節，**每天都要補充水分一・五公升**。

必須補充水分的原因與「排毒」有關。

尿、汗、糞便能夠順暢地排出體外，就容易將致癌物質也排出體外。

但是，如果體內水分不足，為了不陷入脫水狀態，身體會不讓尿、汗和糞便排泄出去。

這麼一來，有害物質就留在體內了。

因此，為了能讓尿、汗、糞便順暢地排出體外，即便還沒口渴，也要留意補充水分。

等到覺得：「好口渴喔。」身體就已經處於脫水狀態了。

不要為了解渴而猛灌水，而是提醒自己勤於補充水分。

有人問我：「應該喝什麼比較好？」我的建議是喝礦泉水。

運動飲料含有很多醣類，喝了以後血糖值會上升，也會讓促進癌細胞生長的胰島素更容易分泌出來。

這樣的話，就失去為健康而攝取水分的意義了。

含咖啡因的綠茶和紅茶等，利尿作用強，會大量排泄尿液而呈脫水狀態，因此不推薦。

水分補給對預防心肌梗塞、腦梗塞也有效。

也許各位聽說過，睡覺時，我們的身體會流失約一杯的水量。

因此，在體內循環的血液會變濃而容易形成血栓。

白天的水分補給很重要，但也別忘了晚上就寢前先喝一杯水再入睡。

請把就寢前喝的那一杯水當成「救命之水」吧。

遠離壓力，
常懷感動、感恩

打造每天都活力充沛的健康身心！

各位每天過得快樂嗎？

「怎麼突然問這個……」或許各位這麼想，但是，為了每天能夠活力充沛，除了注意飲食與運動，還得**每天保持心情愉快**。

每天過著有壓力的生活，身體就會出毛病。

例如，血壓上升、頭痛、疲勞感等症狀。

有時還會出現「心情沉重」、「忐忑不安」等情緒上的不適。

日本國立癌症研究中心指出，自認承受高度壓力的人，罹癌的風險較高。

為了健康，請盡可能排除日常生活中的壓力。

每天平安過日子很重要，但感動體驗也是消除壓力的好方法。

有人認為，令人感動的體驗，必須到遠地旅行，花時間又花錢才能獲得。

其實不然。

日常生活就能獲得感動的體驗了。

做美食和吃美食、讀好書、看電影而心情悸動、做運動並獲得滿意的成果……

能夠消除壓力的體驗，在我們的日常生活中比比皆是。

做喜歡的事、感興趣的事，每天過得神采奕奕，就能隨時隨地獲得感動。

找到人生的意義，就能以笑容迎接無壓力的每一天。

回憶往昔時光，各位一定曾為許多事情感動吧？為一些微不足道的事情大笑、緊張、興奮……現在也保持那樣的心情，就能健健康康地過生活了。

獨自做喜歡的事或許很輕鬆愉快，但與志同道合的同伴一起，也能消解壓力、增加感動的體驗。

最近都沒外出的人、除了家人外幾乎沒與人交談的人，何妨乾脆投入人群中呢？

各位的每一個行動、每一種心情，都會讓每一天變得不一樣。

結語

日本人的死因之冠，是癌症。

根據日本國立癌症研究中心的調查，二〇一六年因癌症身亡的人數上升到三十七萬二九八六人。

醫學如此進步，每年依然有如此多人死於癌症。多令人悲傷啊，但這也是今日日本的現實。

我希望各位能有預防癌症等各種疾病的意識，因此向各位介紹我歷經長年研究而開發出來的「救命蔬菜湯」。

要預防癌症，每天的生活，特別是飲食生活相當重要。

說吃什麼與怎麼吃將決定能否維持健康，一點都不為過。
飲食生活與「生存」的關係就是這麼密切。

為解決癌症患者家屬的苦惱而研發出來的「救命蔬菜湯」，可以預防及改善癌症、糖尿病、高血壓、血脂異常症等各種疾病。

將四種隨時隨地都可取得的蔬菜（高麗菜、胡蘿蔔、洋蔥、南瓜）用水煮而已，非常簡單，湯汁中卻富含抗癌有效成分植化素。
這種蔬菜湯還能提升癌症患者的免疫力。

今天這個時代，人人皆可能罹癌。
這不是胡說八道，也不是在威脅恐嚇。

不要罹癌後再苦惱該做什麼，應該平時就努力預防癌症。

因為生活型態、飲食生活的改變，今天的日本人已經不太吃蔬菜了。

蔬菜（植物）中，富含我們人類（動物）無法製造出來的植化素。

每天都吃大量的蔬菜有困難，但吃這個「救命蔬菜湯」，不僅植化素，還能充分攝取到膳食纖維和維生素。

忙得無暇顧及飲食生活的人，只要喝這種蔬菜湯，就能每天輕鬆養生了。

除了「救命蔬菜湯」，第五章也介紹了預防癌症、健康生活的六大原則。

低熱量、低胰島素飲食、細嚼慢嚥、吃八分飽、控制鐵質的攝取、多補充水分。

還有，從事適度的運動來流汗，以及不要累積壓力。

只要能留意這些，就能降低罹癌風險，維持健康。

如果各位能夠因為喝「救命蔬菜湯」而體質改善，健康檢查的結果良好，那就太棒了。

為了打造不被癌症及其他疾病打敗的強健體魄，請今天就開始吃「救命蔬菜湯」吧。

高橋 弘

TITLE

救命蔬菜湯　防疫抗癌不生病

STAFF

出版　三悅文化圖書事業有限公司
作者　高橋　弘
譯者　林美琪

總編輯　郭湘齡
責任編輯　張聿雯
文字編輯　徐承義　蕭妤秦
美術編輯　許菩真
排版　靜思個人工作室
製版　明宏彩色照相製版有限公司
印刷　桂林彩色印刷股份有限公司
　　　紘億彩色印刷有限公司
法律顧問　立勤國際法律事務所　黃沛聲律師

戶名　瑞昇文化事業股份有限公司
劃撥帳號　19598343
地址　新北市中和區景平路464巷2弄1-4號
電話　(02)2945-3191
傳真　(02)2945-3190
網址　www.rising-books.com.tw
Mail　deepblue@rising-books.com.tw

本版日期　2021年3月
定價　280元

國家圖書館出版品預行編目資料

救命蔬菜湯：防疫抗癌不生病 / 高橋弘作；林美琪譯. -- 初版. -- 新北市：三悅文化圖書, 2020.10
160面；12.8x18.8公分
譯自：がんの名医が考案! がんに打ち勝つ「命の野菜スープ」
ISBN 978-986-98687-7-8(平裝)
1.食療 2.湯 3.蔬菜食譜
418.914　　109010813